Dr. med. Volker Rimkus

Hormon-Ersatz-Therapie bei Männern

Dr. med. Volker Rimkus

Hormon-Ersatz-Therapie bei Männern

Nach der Rimkus®-Methode

Mit natürlichem Östradiol und natürlichem Progesteron

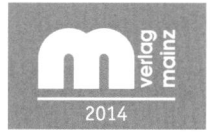

2014

Impressum

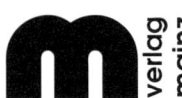 1. Auflage 2006
3., aktualisierte Auflage 2014
© **Dr. med. Volker Rimkus**

Alle Rechte vorbehalten
Printed in Germany

Herstellung und Vertrieb:
Druck & Verlagshaus Mainz
Süsterfeldstraße 83
D-52072 Aachen

www.verlag-mainz.de

ISBN-10: 3-8107-4803-X
ISBN-13: 978-3-8107-4803-4

Inhaltsverzeichnis

Vorwort zur 2. Auflage 7

Vorwort zur 3. Auflage 9

Einführung in die Methode und Leitfaden für eine Therapie hormoneller Defizite im Klimakterium Virile 11

I. Teil 13

Einführung in die Methode RIMKUS® 13

   Theorie und Praxis 13

Erfahrungsbericht über die ersten Jahre einer Anwendung von natürlichem Östradiol bei Männern mit erniedrigten Serumöstradiolspiegeln 19

Definition des Begriffs „Klimakterium virile" 23

Das Symptomenbild des Klimakterium virile 25

Probleme bei der Erforschung des männlichen physiologischen Östradiolspiegels (E2) und des idealen Progesteronspiegels 33

Einige der bekanntesten biologischen Ostradiolwirkungen 45

Östrogenmangel – Ein sicherer Weg in die cardio/vasculäre Krise! 47

Einige der bislang bekannten Progesteronwirkungen 48

Natürliches Progesteron – ein neuer Stern am männlichen „Hormonhimmel"? 49

Die Bedeutung von Vitamin D im Rahmen einer Hormonsubstitution 53

Therapie eines Hormondefizits mit naturidentischen Hormonen 57

Therapiemanagement bei entsprechendem Beschwerdeprofil und nachgewiesenem Hormonmangel 63

Hinweise auf Dosierungen, die einen Hormonmangel beheben können 69

   Mittlere Tagesdosen 69

   Tabellarische Übersicht über die Ideal- und Minimalbereiche von Serumspiegeln und Dosierungen 70

Herkunft der natürlichen Hormone 72

Ergebnisse einer eigenen Anwendungsbeobachtung aus den frühen Jahren meiner Forschungen 79

Therapieversager? 87

    Das Haarkleid 87

    Nebenwirkungen 88

II. Teil 97

Schlagworte und praktische Hinweise zur Therapie 97

    Der Mann, ein besonderer Patient in der Hormonsprechstunde 99

    Überlegungen zum Krebsrisiko dieser Behandlung 101

Aufklärung vor Aufnahme einer Therapie mit Naturhormonen 105

Argumente, die für eine Einnahme von natürlichem Progesteron beim Mann sprechen 106

Wichtige Erklärung vor einem individuellen Heilversuch mit

Östrogen/Progesteron beim Mann 109

Anamnese 111

Erfassung der Beschwerden der männlichen Wechseljahre vor einem geplanten individuellen Heilversuch mit Östrogen/Progesteron (Nach RIMKUS®) 113

Bedingungen vor Therapieaufnahme (Minimalforderung) 115

Beispiele für das Therapiemanagement: **117**

Therapieplan I für einen individuellen Heilversuch 120

Therapieplan II 122

Therapieplan III
Sonderfall - der hochbegabte Mann 123

Therapieplan VI
Die Ausnahme 125

Zum Schluß noch ein „Geheimtipp" 127

Schlussbemerkung **129**

Literaturempfehlung 133

Vorwort zur 2. Auflage

Es ist für die alternden Männer ein erfreuliches Zeichen, dass inzwischen eine 2. Auflage des Leitfadens notwendig geworden ist.

Zeigt dieses doch, dass sich die Methode RIMKUS® für Männer durchaus behaupten konnte.

Das konnte aber nur möglich sein, weil die Erfolge einer Ausbalancierung der männlichen Hormondefizite mit Östradiol und Progesteron nach meiner Methode so überzeugend waren, dass sie sich von Arzt zu Arzt oder von auch Mann zu Mann immer wieder herumgesprochen haben.

Fast täglich erreichen mich Schilderungen von betroffenen Männern – und auch von sich selber behandelnden Ärzten! – die mir berichten, welch bewegende Erfolge sie unter der Behandlung erleben konnten.

Aber leider ist der Kreis der Ärzte und auch der Männer noch immer viel zu klein, der über diese Behandlungsmöglichkeit informiert ist. Sicher hat das aber auch immer noch etwas mit dem Verhalten der Männer selber zu tun, die es in Mehrzahl ablehnen, sich bei Veränderungen im Alter überhaupt helfen zu lassen, ja es noch nicht einmal vor sich selber zulassen, Defizite zu realisieren. Ein Mann sieht sich eben immer noch als ein Idealbild der Schöpfung, welches stark, gesund und unverletzlich ist – jedenfalls glauben das noch viele Männer!

Ich beobachte auch immer noch ein deutliches Defizit gegenüber den Frauen! Sie zeigen sich viel ehrlicher und aufgeschlossener ihren Veränderungen in den Wechseljahren gegenüber! Interessant ist ein erhebliches Nord –Süd- Gefälle bei der Bestellung von Leitfäden. Warum der Norden viel uninteressierter an meinem Hilfsangebot ist, entbehrt einer logischen Erklärung.

Für die Wenigen, die ehrlicher zu sich selber sind, ist es dann nach wie vor ein Gewinn, dann auch wenigstens eine Methode zu kennen, die ihre Symptome und Beschwerden auch nachhaltig zu bessern vermag. Insofern freue ich mich, dass die Methode RIMKUS® für Männer weiterhin lebt und Dank ihrer bewegenden Erfolge sicher auch nicht zum Untergang verurteilt ist.

In der 2. Auflage habe ich Fragen und Anregungen aus den zahlreichen Zuschriften mit einfließen lassen, die mich täglich per Internet erreichen. Am Grundprinzip der Methode musste aber nichts abgeändert werden!

Vorwort zur 3. Auflage

Die dritte Auflage dieses Leitfadens liegt in Ihren Händen. Die Methode Rimkus® für den Mann hat, wenn auch zögerlich, eine weitere Verbreitung, sogar über die Grenzen unseres Landes hinaus, erlebt. In Zusammenarbeit mit Herrn Dr. Dr. Thomas Beck in München haben wir 2012 das Hormonnetzwerk gegründet und in die AG BioMed integriert. (www.hormon-netzwerk.de)

Seit dieser Zeit werden in unterschiedlichen Städten Deutschlands zurzeit viermal im Jahr Intensivkurse zum Erlernen der Methode Rimkus® für interessierte Ärztinnen und Ärzte angeboten. Auch Heilpraktiker nehmen an diesen Seminaren teil. Darüber hinaus veranstalte ich in Zusammenarbeit mit Herrn Dr. Martin Landenberger, sowie anlässlich der medizinischen Woche in Baden Baden, Einführungsseminare in meine Methode. Damit ist gewährleistet, dass der Erfahrungsschatz meiner Methode im Original von Praxis zu Praxis weitergegeben werden kann, insbesondere auch, weil zur gleichen Zeit meine Methode und die von mir in ihrer bewährten Kombination entwickelten Hormonkapseln, die Rimkus® Kapsel und die Rimkus® Kapsel N vom Patentamt München unter Markenschutz gestellt wurden. Letztere enthält nun pro Kapsel 1000 Einheiten Vitamin-D, das einen zusätzlichen positiven Effekt für die Behandlung bedeutet. Auf einem Kongress in Barcelona lernte ich einen unserer bedeutendsten Vitamin-D Forscher, Herrn Professor Jörg Spitz, kennen, der mich von der Wichtigkeit einer zusätzlichen Substitution erniedrigter Vitamin-D Spiegel überzeugen konnte. Die Integration von Vitamin-D in mein Behandlungsprinzip war auch mit einer der Gründe, die dritte Auflage zu verfassen. Besonders freue ich mich über die Tatsache, dass jetzt sogar zunehmend auch Urologen an unseren Seminaren teilnehmen und sogar in unserer „Therapeutenliste" auf der Homepage als „qualifizierte Therapeuten" gelistet sind.

Häufig beklagen sich Männer bei mir im Internet, dass es für sie viel schwerer als für Frauen ist, eine Praxis zu finden, in der sie nach meinen Vorgaben fachkundig betreut werden können, obwohl die Liste der qualifizierten Therapeuten auf der Homepage der BioMed AG erfreulich lang geworden ist. Eine mögliche Erklärung dafür, dass in den schon zahlreichen Praxen, die meine Methode anbieten, aber nur wenig Bereitschaft besteht, auch Männer zu betreuen, liegt wohl leider auch an den Männern selber. Zu dieser Frage habe ich auch ein besonderes Kapitel in die neue Auflage eingefügt. Vielleicht können damit Männer motiviert werden, über ihr Verhalten und ihre Einstellung zu einer Behandlung, die sie nicht erst aufnehmen sollten, wenn die Zukunft zur Gegenwart geworden ist, ernsthaft nachzudenken.

Am bewährten Grundprinzip meines Hilfsangebotes für alternde Männer haben sich aber außer der zusätzlichen Anwendung von Vitamin D keine entscheidenden Änderungen ergeben.

Einführung in die Methode und
Leitfaden für eine Therapie hormoneller Defizite im Klimakterium Virile

Haftung und Verantwortung:

Die in diesem Leitfaden veröffentlichten Informationen werden durch neue Auflagen aktualisiert. Sie können technische Ungenauigkeiten und typographische Fehler enthalten. Der Autor und der Verlag übernehmen daher keinerlei Gewährleistung in Bezug auf die gemachten Angaben. Der Autor kann die korrekte Befolgung seiner therapeutischen Empfehlungen nicht kontrollieren. Daher kann er in keinem Fall für Schäden haftbar gemacht werden. Haftungsansprüche gegen den Autor, welche sich auf Schäden materieller oder ideeller Art beziehen, die durch die Nutzung oder Nichtnutzung der dargebotenen Informationen bzw. durch die Nutzung fehlerhafter und unvollständiger Information verursacht wurden, sind grundsätzlich ausgeschlossen. Alle Angebote sind freibleibend und unverbindlich. Der Autor behält es sich ausdrücklich vor, Teile der Seiten oder das gesamte Angebot ohne gesonderte Ankündigung zu verändern, zu ergänzen, zu löschen oder die Veröffentlichung zeitweise oder endgültig einzustellen.

I. Teil

Einführung in die Methode RIMKUS®

Theorie und Praxis

Die Idee, auch bei Männern mit Hormonen eine Linderung oder Behandlung von Beschwerden in einem bestimmten Lebensabschnitt zu versuchen, ist nicht neu. Dabei handelte es sich aber nahezu ausschließlich um die Verwendung von Testosteron in der Männertherapie. Es gab aber auch zaghafte Versuche, Männern „Östrogen" zu verabreichen, was sich aber mehr oder weniger als wirkungslos – oder sogar schädlich – für den alternden Mann herausstellte.

So finden wir zum Beispiel im wissenschaftlichen Teil der „Salzburger Nachrichten" vom 13. Oktober 1997 den Hinweis, dass angeblich schon „DDR-Größen" wie Honecker und Mielke Östrogene „geschluckt" hätten. Der Erfolg war ganz offensichtlich nicht sehr beeindruckend gewesen!...

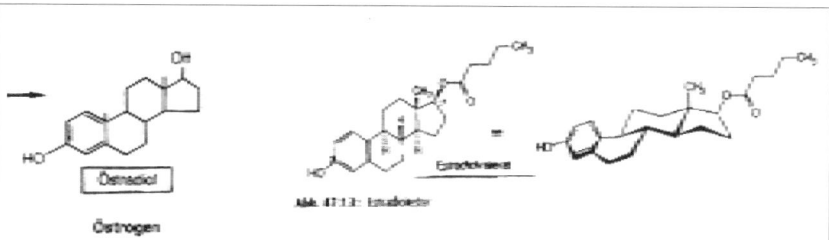

Abb.: 1 Die Molekülstruktur von Östradiol 17-beta (dem Original!) links abgebildet, und rechts einem sog. „Östrogen", welches als Synthetikum standardmäßig in der „Behandlung" von Frauen Verwendung findet. Man beachte die völlig verschiedenen Molekülstrukturen!

Ich möchte bereits an dieser Stelle bezweifeln, ob in diesen Fällen tatsächlich mit physiologischem Östradiol behandelt wurde. Wie bislang üblich, kam sicher auch bei diesen frühzeitigen Versuchen das Industrieprodukt „Östradiolvalerat", auch heute noch von der Wissenschaft als „Östrogen" bezeichnet, zum Einsatz. Unsere sonst so auf Exaktheit ausgerichtete Wissenschaft ist leider in Bezug auf eine exakte Nomenklatur im Bereich der Hormonforschung sehr „großzügig". Unterschiedliche Substanzen mit verschiedenen Molekülstrukturen (und zwangsläufig anderem Wirkverhalten) werden mit ein und demselben Namen belegt. Damit ist, so meine ich, eine therapeutische Katastrophe und eine allgemeine „wissenschaftliche Verwirrung" vorprogrammiert. Ich werde an späterer Stelle näher eingehen- auf diesen wichtigen Tatbestand.

In der Februar- und Märzausgabe der Zeitschrift „Gyne" (1993) berichten K. **Umbreit,** J. F. Schindler und H. U. Feldmann unter dem Titel: „Der Mann, das unbekannte Wesen" bereits über eine Östrogensubstitution bei Männern.

Es gibt noch weitere Hinweise aus der amerikanischen Literatur (1993: J. Carrie.J. of Endocr. and Metabolism), dass Östrogene beim Mann den gleichen cardioprotectiven Schutz haben <u>müssten</u>, wie es für Frauen bewiesen werden konnte.

Im März 2000 berichteten amerikanische Forscher aus Chicago, dass dort bei Männern nach Kastration wegen eines Prostata-Ca sehr erfolgreich Östrogenpflaster zur Behandlung der Hitzewallungen eingesetzt werden konnten. (Anm. Verf.: Üblicherweise enthalten sog. Östrogenpflaster das physiologische Östradiol 17-beta!) Diese Forscher waren davon überzeugt, dass eine Östrogentherapie beim Mann in Zukunft eine große Bedeutung gewinnen wird. Dieser Überzeugung konnte ich mich damals nur voll und ganz anschließen!

Leider folgten dieser „Überzeugung" keine Taten und die aufkeimenden Bemühungen in der Anwendung gerade dieses Hormons wurde und wird nicht nur von den Andrologen bislang doch recht „erfolgreich" behindert. Die Andrologie hat sich, wie es scheint, schicksalhaft an das Testosteron geklammert und hat keinen Spielraum für neue Wege zugelassen. Leider hat auch keiner – auch nicht unsere prominentesten Andrologen – bemerkt, dass die „Hormone" mit den Bezeichnungen „Östrogen", die ihnen für die ersten Versuche an Männern von der Industrie in die Hand gegeben wurden, eine

Irreführung waren. Es handelte (und handelt) sich um chemisch veränderte Östradiolmoleküle (Östradiolvalerat statt 17-beta-Östradiol (s. Abb. 1) – oder gar Östrogenbruchstücke aus dem Urin trächtiger Stuten!!!) die ihnen als sog. Östrogen, bzw. „natürlich konjugiertes Östrogen" für die Behandlung zur Verfügung gestellt wurden. Warum unsere Wissenschaftler in den Forschungszentren auch heute noch kritiklos synthetische Hormone einsetzen, bleibt sicher nicht nur mir ein Rätsel.

Wen wundert es, dass schon die ersten zaghaften Versuche wegen z. Teil schwerer Nebenwirkungen und herber Enttäuschungen abgebrochen werden mussten. Und auf diesem Stand der Erkenntnis sind auch heutzutage noch leider alle endokrinologischen Monographien stehen geblieben. Wie kann es sein, dass noch niemand von unseren „Experten" diese Irreführung aufgedeckt hat? Mit einer unglaublichen Stetigkeit, werden immer wieder Studien mit diesen vermeintlichen Hormonen durchgeführt und publiziert und daraus Empfehlungen und Konsequenzen für eine Anwendung von tatsächlichen Hormonen abgeleitet. Merkt man den gravierenden Unterschied nicht – oder will man ihn nicht bemerken….??

Vielleicht gibt uns ein Zitat eines **Gesprächs von Eckermann mit Goethe** eine mögliche Erklärung für das „seltsame" Verhalten unserer Wissenschaftler?

„Da aber sah ich, dass den meisten die Wissenschaft nur etwas ist, sofern sie davon leben, und dass sie sogar den Irrtum vergöttern, wenn sie davon ihre Existenz haben" – **möge diese Weisheit bitte <u>nicht</u> auf unsere heutigen Verhältnisse zutreffen!**

Das Bemühen, einem Teil der plötzlich oder schleichend auftretenden körperlichen und/oder seelischen Veränderungen des alternden Mannes mit einer Substitution erniedrigter Serumöstradiol- und/oder Progesteronspiegel zu begegnen, war für mich auf Grund meines fundierten Wissens um die physiologische Bedeutung der Sexualhormone doch sehr nahe liegend.

Die bisherigen stets negativen Erfolge einer „Hormongabe" für den alternden Mann erschienen mir jedenfalls aus den oben angeführten Gründen, leicht erklärbar. Für mich war es so, als würde man einem Gärtner seitens der Forschung Benzin statt Regenwasser für seine verdorrten Pflanzen anbieten, diese Laborsubstanz aber mit der Versicherung austeilen, es handele sich um künstlich hergestelltes Regen-

I. Teil – Einführung in die Methode und Leitfaden für eine Therapie hormoneller Defizite

wird und wie es die Erforschung der Spätfolgen einer „Benzinbehandlung" ja auch tatsächlich gezeigt hat! Der gesunde Menschenverstand sprach für mich absolut gegen die Erkenntnisse und Rückschlüsse unserer universitären Forschungsabteilungen.

Triebfeder für diese Motivation war auch mein eigenes Beschwerdenprofil, das mich ab dem Alter von damals 50 Jahren mit immer neuen „Überraschungen" deprimierte. Ich erlebte leider auch ganz persönliche sehr negative Erfahrungen bei einer Anwendung bisheriger Hilfsangebote aus der Palette der damals hoch gelobten „Anti-Aging-Medizin", um die es ab 2006 gottlob endlich etwas stiller geworden ist. Zu vollmundig waren die Versprechungen und zu wirkungslos die angebotenen Rezepte. Aber, diese Phase führte zu einer Hochkonjunktur unserer medizinischen Labore!

Nahezu alle Versuche, mir eine Linderung der eigenen Beschwerden mit diesen Programmen zu verschaffen, schlugen mit den gängigen Methoden leider fehl.

Auf den Grundlagenforschungen von K. Umbreit aufbauend, startete ich 1993 meine eigenen Forschungen auf diesem Gebiet. Dazu war es mir hilfreich, auf die während meiner Zeit als wissenschaftlicher

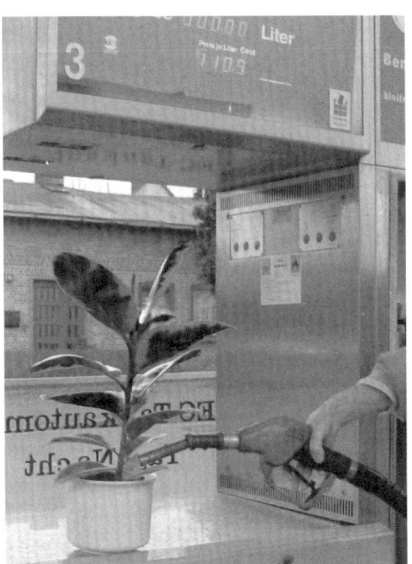

Abb.: 2 *Ein sicher wohl unbrauchbarer Vorschlag, Topfpflanzen zu gießen (Wasser zu substituieren...)!*

wasser mit identischer Wirksamkeit wie das Naturprodukt ...

Die leicht erklärbaren Misserfolge unserer Forscher und die partiellen Erfolge (mit herkömmlichem „Östrogen") einiger Forscher, wie K.. Umbreit, ermutigten mich, einmal einen neuen Weg zu versuchen.

Um bei meiner Metapher zu bleiben:

Ich beschloss zu versuchen, richtiges „Regenwasser" (also das Original!) in einer Tonne aufzufangen und die Blumen im Glashaus damit zu gießen. Ich wollte schauen, ob das „Original – Regenwasser" wirklich auch so schädlich ist, wie es von den Forschern behauptet

Assistent an der Universität Kiel erworbenen Kenntnisse und Fähigkeiten über die Durchführung exakter Forschung zurückgreifen zu können.

Meine nun schon weit über 10-jährigen Erfahrungen (2006!) beruhen ausschließlich auf der Verwendung des **natürlichen** Östradiols und ebensolchen Progesterons. Schon an dieser frühen Stelle möchte ich dringend davor warnen, die in der Gynäkologie üblichen Ersatzstoffe (s. oben!) – leider auch 2009 immer noch „Hormone" genannt – überhaupt zu versuchen, geschweige zu verwenden!

Für diejenigen Kolleginnen oder Kollegen, die mit diesem Leitfaden meiner Empfehlung einer Männerbehandlung folgen möchten, **verbietet (!!)** sich ganz ausdrücklich jeder Versuch, Männer mit diesen oben aufgeführten Industrieprodukten zu schädigen! Darüber gibt es bereits genügend Literatur (fragen Sie dazu meine Kritiker!) über katastrophale Nebenwirkungen einer solchen „Behandlung" bei Frauen und sogar Männern. Das muss man dann nicht noch einmal bestätigt finden.

Die bedrückenden Spätfolgen einer solchen „Therapie" in der Gynäkologie dürfen bitte nicht auch noch auf Männer übertragen werden! Es reicht, was den Frauen durch die Hand von Ärzten angetan wurde! **Wer hier einen anderen Weg beschreiten möchte, begibt sich aus der Geborgenheit meiner Erfahrungen und Empfehlungen!**

Ein solches Vorgehen hätte nichts – aber auch gar nichts – mit der „Methode RIMKUS®" gemein und würde in meinen Augen zu recht „gefährlicher Unfug" bedeuten, wie es einer unserer „Experten" formulierte, als er glaubte, meine Vorgehensweise werten und wichten zu müssen.

*

Ich habe erstmals im September 1996 auf Einladung der urologischen Universitätsklinik vor den Ordinarien der Universität Homburg Saar über dieses Thema und meine bis zu diesem Zeitpunkt erarbeiteten Ergebnisse berichtet. Zu diesem Zeitpunkt wurde seitens der Urologie sogar noch die Diagnose männlicher Wechseljahre in höchstem Masse angezweifelt!

Entscheidendes hat sich aber an diesen Zweifeln bis zum Jahre 2014 nicht geändert.

Damals betreute ich neben mir erst rund 100 Männer; später, im Jahr 2005, dem Jahr meines Abschieds in den Ruhestand, waren es mehr als 2000 Männer.

Nach den von Lee publizierten positiven Erfahrungen in der Anwendung von natürlichem Progesteron bei Frauen in den Wechseljahren, habe ich ab dem Jahr 1999 erstmalig auf dieser Welt die **zusätzliche Substitution des Progesteronspiegels mit natürlichem Progesteron beim Mann** beschrieben. Ich integrierte diese zusätzliche Substitution seit dieser Zeit erforderlichenfalls ebenso wie das natürliche Östradiol höchst erfolgreich in die Behandlung des Klimakterium virile.

Auf dem Anti-Aging Kongress in Heidelberg hatte ich meine Methode 2001 einer breiten Fachöffentlichkeit vorgestellt, nachdem ich im kleineren Kreis des „Forum Männerarzt" zuvor darüber berichtet hatte und die Methode der Progesteronsubstitution auch erstmalig in der Zeitschrift „Der Männerarzt" (Ausgabe 2/ 2001: „Progesteron, ein neuer Stern am Hormonhimmel des Mannes") publizierte.

Ich empfinde es als einen sehr schönen Sieg über alle Skeptiker und all die Kollegen, die mich anfänglich öffentlich mit Titeln wie „Scharlatan" und „Verkünder gefährlichen Unfugs" u. ä. bedacht haben, als ich im Jahre 2002 vom Hippokrates Verlag gebeten wurde, in der neu geplanten 3. Auflage des Fachbuches: Dittmar/Loch/Wiesenauer: „Naturverfahren in der Frauenheilkunde und Geburtshilfe", Verlag Hippokrates, das Kapitel über das „Klimakterium virile" zu verfassen. Dieses Werk ist inzwischen erschienen und holt damit meine Methode aus der Ecke der belächelten Außenseitermedizin heraus. (ISBN: 3-8304-5206-3)

Mit der Veröffentlichung meiner Methode für alternde Männer in einem gynäkologischen Fachbuch ist meine Methode somit zu einem Teilaspekt der Fortbildung eines Gynäkologen geworden...

Hat diese Veröffentlichung nun etwa zu dem von mir erwünschten Durchbruch geführt?

Leider nein!

Trösten wir uns vielleicht so lange mit einem Zitat von Schopenhauer: Eine neue Methode wird zunächst von den Fachleuten verspottet, dann bekämpft und irgend wann (..???) dann vielleicht auch sogar akzeptiert!

Wir müssen uns dann wohl noch einfach etwas gedulden! – Leider aber nicht unbedingt zum Wohle des alternden und leidenden Mannes!

Erfahrungsbericht über die ersten Jahre einer Anwendung von natürlichem Östradiol bei Männern mit erniedrigten Serumöstradiolspiegeln.

Der nun folgende Erfahrungsbericht basiert in einigen Punkten noch auf der oben beschriebenen viel kleineren Zahl von 100 Patienten von Februar 1993 bis Juli 1998.

Mit der Zeit habe ich meine Erfahrungen mit einer immer größer werdenden Männergruppe in diese Anwendungsbeobachtung mit einbeziehen können.

Wie schon beschrieben, habe ich erst seit November 1999 die bis dahin ausschließlich als Östrogenmonotherapie durchgeführte Substitution in allen erforderlichen Fällen mit einer zusätzlichen Gabe von 2x 50 mg bis höchstens 2x 100 mg natürlichem Progesteron /die kombiniert.

Es war zu beobachten, dass die Methode nicht nur das weiterhin hielt, was sie in einem verhältnismäßig kleinen Kollektiv anfangs schon gezeigt hatte, sondern dass es tatsächlich mit der zusätzlichen Progesterongabe noch einmal zu einer deutlichen Verbesserung der Therapieerfolge (Libido / Potenz) kam. Und eigentlich sollten diese bewegenden Erfolge genügen, um der „Methode RIMKUS®" zu einem Durchbruch zu verhelfen… **Wer heilt, hat Recht!** Oder?

Noch heute suche ich nach einer plausiblen Erklärung, warum sich meine Methode leider trotz der guten und durchaus reproduzierbaren Erfolge dennoch nur zögerlich durchsetzen kann?

Wo liegt „der Haken" an der Methode? Reichen bewegende Erfolge und eine geradezu erstaunliche Nebenwirkungsfreiheit (bei korrekter Anwendung (!) von natürlichen Hormonen) heut zu Tage denn nicht mehr aus?

Müsste es nicht eigentlich ein nicht zu unterschätzendes Sicherheitsgefühl für einen Arzt bedeuten, wenn er seine Patienten mit Hormonkapseln behandelt, bei denen noch nicht einmal eine Information über mögliche Nebenwirkungen beigepackt ist? Wo gibt es denn noch eine ähnliche Situation in unserer sonstigen medikamentösen Behandlung? Und wie sieht es denn in den Packungsbeilagen der industriell gefertigten Hormone aus? Da muss einem doch beim Lesen das kalte Grausen packen...

Neueste Studien haben bewiesen, dass die Warnungen auf jeden Fall ernst zu nehmen sind!

*

Ein **Hindernis für unsere Wissenschaftler**, sich ernsthaft mit der Methode einer Anwendung von naturidentischen Hormonen zu beschäftigen, scheint in der Tatsache begründet zu sein, dass im Gegensatz zum Testosteron in großen Messreihen, statistisch gesehen, bislang kein *alterstypischer Östrogen- oder Progesteronabfall* **für den alternden Mann nachweisbar war.**

Was bedeutet das in Wirklichkeit unter Anwendung des gesunden Menschenverstandes?

Wenn bei einer großen Messreihe eine ebenso große Anzahl von Männern **über** wie auch **unterhalb** der statistisch errechneten Kurve liegt, dann bedeutet das selbstverständlich keinen signifikanten Altersabfall. Da es aber den „statistisch errechneten Durchschnittsmann" in Wirklichkeit ja gar nicht gibt, werden somit alle Männer, die unterhalb dieser ermittelten Kurve mit deutlichen Hormondefiziten und dafür typischen Beschwerden liegen, der „evidence based medicine" geopfert. (Evidenz **blasierte Medizin???**)

Diese Männer sind für die Wissenschaftler somit nicht existent und **genau das sind aber die Männer, die mit einem erheblichen Leidensdruck in die Männersprechstunde kommen – und denen man hervorragend helfen kann und muss, wenn wir die Möglichkeit dazu haben!**

Dass es zufällig genau so viele alternde Männer gibt, deren Beschwerden offenbar nicht durch einen Abfall dieser Hormone im Alter erklärbar sind, interessiert das leidende Individuum mit niedrigen Serumspiegeln nicht. Es interessiert sogar uns hier an der „Leidensfront" auch im Moment in diesem Zusammenhang überhaupt nicht! Die Männer oberhalb der Kurven würden sicher auch nicht Beschwerden im Sinne dieses Hormonmangels zu beklagen haben und kämen somit auch gar nicht in unsere Hormonsprechstunden.

Derartige Schlussfolgerungen oder Interpretationen von Messergebnissen unserer Wissenschaftler sind für einen durchschnittlich denkenden und unverbildeten Untersucher nicht nachvollziehbar. Sie werden dem Leidensdruck von der Hälfte ihrer Versuchspersonen absolut nicht gerecht.

Erinnern wir uns:

Es sind auch nicht alle alten Menschen Altersdiabetiker! Und, obwohl es für den Altersdiabetis keine alterstypische und signifikante Verteilung gibt, werden Individuen mit einem Altersdiabetes gleichwohl bei ihren Internisten ernst genommen, behandelt und nicht statistisch aussortiert....!?)

Die Abbildung 3 soll diese Fehlinterpretation verdeutlichen: (alle Männer unterhalb der Kurve existieren nicht...???!)

Der statistische Mittelwert (schwarzer Pfeil!) verläuft horizontal. Man erkennt also keinen altersabhängigen Abfall der Spiegel und keinen Zusammenhang zwischen der Stärke der Beschwerden und einem bestimmten Östradiolwert. Man erkennt ebenso (jedenfalls in den von unseren Forschern publizierten

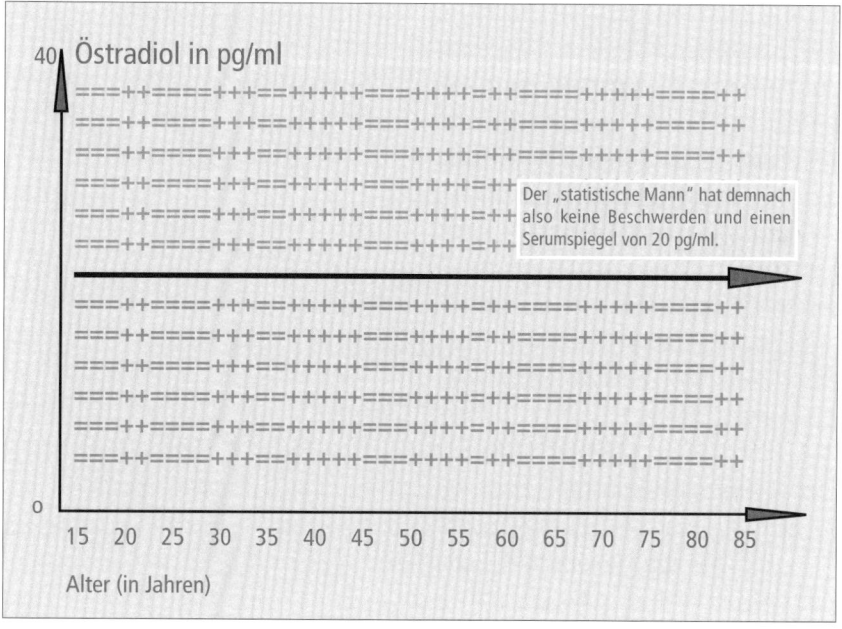

Abb.3: *Stark vereinfachtes Beispiel, wie ein statistisches Vorgehen dem einzelnen Patienten nicht gerecht wird.(=: keine Beschwerden, +: starke Beschwerden bei unterschiedlichen Serumspiegeln)*

Messreihen!), dass es genau so viele Männer mit Beschwerden, wie ohne Beschwerden gibt. Aber alle Männer mit Beschwerden und **niedrigem** Östradiolspiegel (in der Graphik also die „+"-Männer unterhalb der gemittelten schwarzen Linie!) werden von unseren Wissenschaftlern ohne einen Behandlungsversuch nach Hause geschickt…??!

Unseren Wissenschaftlern in den Universitäten sollte das immer stärker werdende Ansehen der Heilpraktiker und Naturheilkundler in den Augen der kranken Menschen sehr zu denken geben. Die Kranken wenden sich zunehmend enttäuscht von „Schulmedizinern" ab und suchen Heiler auf, die, ohne Evidenz basierte Studien überhaupt zur Kenntnis zu nehmen, ihre Klientel offenbar so behandeln und betreuen, dass Patienten mit den Heilerfolgen durchaus zufrieden sind und auch gern bereit sind, den Lohn für diese Bemühungen zu entrichten, während der Wohlstand der modernen Ärzte von ihren Patienten zunehmend kritischer gesehen wird!

Und Heilpraktiker hatten es bislang nicht nötig, auf die Strasse zu gehen, um für die gesellschaftliche Akzeptanz höherer Honorare zu demonstrieren…

Definition des Begriffs „Klimakterium virile"

Unter dem Begriff „Klimakterium" verstehen Gynäkologen die Symptomatik, die bei der Frau schicksalhaft aus dem altersabhängigen und alterstypischen Abfall der Östrogenproduktion der Ovarien resultiert. Demzufolge kann es dann natürlich kein „Klimakterium virile" geben.

Wenn wir uns allerdings einzig und allein auf das klinische Bild des Klimakteriums mit seiner unglaublich vielschichtigen Symptomenvielfalt und mit seinen typischen somatischen und psychischen Beschwerden konzentrieren, so müssen wir erkennen, dass das Beschwerdebild des alternden Mannes nahezu identisch mit dem der klimakterischen Frau ist.

Diese Tatsache allein hätte meiner Meinung nach schon viel früher die forschende Wissenschaft auf die Spur eines gestörten männlichen Östrogenspiegels bringen müssen, zumal die Gynäkologen seit nunmehr 50 Jahren **alle diese Symptome** eindringlich und eindeutig mit dem erniedrigten **Östrogenspiegel** der Frau – und eben nicht mit ihrem ebenso vorhandenen Androgenspiegel – in Zusammenhang bringen. Kein Gynäkologe käme auf die Idee, das klimakterische Syndrom etwa mit Testosteron zu „behandeln" – in der Andrologie wurde und wird es aber wieder und wieder versucht, obwohl ich schon als Student vor jetzt mehr als 40 Jahren gelernt habe, dass ein solches Vorgehen nahezu immer erfolglos geblieben ist.

Wir sollten es darum bei dem inzwischen gängigen Begriff des „Klimakterium virile" belassen und – eventuell in den Wechseljahren zu sein – wird auch von der „Männerwelt" inzwischen gut akzeptiert. Auch ich konnte in vielen Fernsehsendungen zur Akzeptanz dieses Begriffes beitragen, wenn ich Gelegenheit bekam, als „Deutschlands 1. Männerarzt", wie mich die Presse schnell titulierte, meine Methode einem breiten Laienpublikum vorzustellen.

Daneben scheint sich aber auch der Begriff einer „Andropause" für diesen Lebensabschnitt – besonders bei den Andrologen – zu etablieren.

Auch hiermit wurde nach meinem Gefühl keine ideale Bezeichnung gefunden, denn dieser Lebensabschnitt bedeutet ja gottlob nicht das völlige Pausieren der „Männlichkeit"!

(Wir sprechen ja bei Frauen auch nicht von einer „Gynäkopause"!)

Es ist die Frage, wie lange wir uns überhaupt mit unterschiedlichen Wortschöpfungen aufhalten wollen und dieses Problem nicht lieber der Entwicklung überlassen, welcher Begriff sich dann letztendlich bei den Männern durchsetzen wird.

In den Laienmedien hat der Begriff „Klimakterium virile" bereits volle Akzeptanz gefunden, wie ich oben erwähnte.

In wissenschaftlichen Publikationen scheint sich wohl eher der Begriff „Andropause" durchzusetzen. Selbst skurrile Namensschöpfungen seitens der Andrologen werden angeboten, die dann – wie es heute gebräuchlich ist – Wortschöpfungen aus abgekürzten Begriffen sind. So gibt es dann ein ADAM (Androgendefizit des alternden Mannes) und gar ein PANDAM (partielles Androgendefizit des alternden Mannes). Wir sehen, der Phantasie unserer Andrologen sind keine Grenzen gesetzt – geben sie doch damit auch gleichzeitig zu, dass sie über ihren „Testosterontellerrand" immer noch nicht hinausgeblickt haben!

Ärztinnen und Ärzte sollten die Aktivitäten besser in Richtung einer Wissenserweiterung lenken und sich mehr um eine optimale Substitution der Defizite kümmern, als unnötige Zeit mit Definitionsproblemen zu vergeuden.

Das Symptomenbild des Klimakterium virile

Es ist kaum zu glauben, wie schwer es war, eine zutreffende und möglichst umfassende Auflistung der einzelnen Symptome in Form eines möglichst standardisierten Beschwerdenbogens aufzustellen.

Die Männer sind ja von der Gesellschaft und sogar von uns Ärzten „erzogen", ihre gesamte Symptomatik zu verdrängen.

Meine Patienten hatten in ihrer Vorgeschichte eine beachtliche Zahl von Einzeluntersuchungen bei zahlreichen Ärzten hinter sich gebracht, bevor sie in unsere Sprechstunde (eines Frauenarztes!!) kamen. Erstaunlicherweise berichteten die Männer meiner Frau und mir, dass man nahezu allen diesen Männern letztendlich mitgeteilt hat, sie seien „eigentlich ganz gesund", da manifeste somatische Defekte nicht nachweisbar (noch nicht!?) waren. Es kam also eigentlich nicht mehr zu Tage, als dass der mit Beschwerden geplagte Mann aus dem Blickwinkel seines Arztes dann eigentlich ganz gesund war…

Die Beschwerden wurden seitens der zuvor aufgesuchten Ärzte in der Regel dann als „psychische Überforderung" (burn out) eingestuft und die Männer resignierten dann verständlicherweise tief enttäuscht. Auf einem Urlogenkongress in England im Jahre 2001 verstieg sich ein andrologischer Experte sogar zu der Bemerkung:

Da eine Testosteronsubstitution (!!!) nicht die erwarteten Erfolge bei den alternden Männern gezeigt hat, gibt es folgerichtig also gar keine männlichen Wechseljahre. Männer seien in diesem Lebensabschnitt **arbeitsfaul und** psychopathisch.

Zu dieser Zeit wurden in unserer Praxis bereits über 1.000 Männer höchst erfolgreich im Klimakterium virile von uns betreut!

*

Ein Mann hat es aber auch tatsächlich recht schwer, den Beginn seiner Wechseljahre zu erkennen. Während bei einer Frau das Ausbleiben der Monatsblutung diesen Lebensabschnitt hervorragend markiert und die Frau dann recht leicht alle nun auftretenden Ereignisse und Beschwerden in ihrem Körper „irgendwie mit hormonellen Dingen" in Zusammenhang bringen kann, fehlt bei Männern leider ein solch guter Marker.

Der Mann merkt erst an der stetig zunehmenden Zahl von Leiden und Gebrechen, dass da „irgend etwas wohl nicht mehr stimmt". Erfahrungsgemäß kommt der Mann dann sehr viel später in eine endokrinologische Betreuung und erfahrungsgemäß hat er zu diesem Zeitpunkt dann schon bis zu 50% seiner ehemaligen Vitalität nahezu **unwiederbringlich** eingebüßt.

Es gilt dann nur noch: zu retten, was zu retten ist!

Und daher werden alle Bemühungen so lange auch von Enttäuschungen nicht eingetretener Verbesserung begleitet sein, so lange der Mann infolge mangelnder Aufklärung eben so spät – oft viel zu spät – eine Behandlung aufsucht. Verständlicherweise möchte der betroffene Mann ja gerade diejenigen Defizite loswerden, die er im Augenblick verspürt und die er möglicherweise aber schon irreversibel abschreiben muss. Was er sich möglicherweise mit einer frühzeitigen Hormonbehandlung für die Zukunft hätte ersparen können, kann er ja auch (noch) nicht im Voraus als Individuum beurteilen.

Es gilt die Erkenntnis des Volksmundes: Wer sich nicht rechtzeitig um die Zukunft bemüht, könnte einmal die Gegenwart bereuen!

Ganz typische Anamnesen solcher Leidenswege sind in den vielen Patientenberichten in meinem Männerbuch (**„Der Mann im Wechsel seiner Jahre"**) von den Betroffenen packend geschildert worden. Dieses Buch ist so beliebt, dass es zu einem Verlagsbestseller geworden ist! (Bezugsquelle meines Männerbuches: s. am Ende des Leitfadens)

Im Verlauf zunehmender Erfahrungen und durch eine stetig steigende Zahl von behandelten Männern konnte ich im Laufe der Zeit eine recht umfassende Auflistung typischer Symptome und Beschwerden alternder Männer zusammenstellen, die einen Mangel an Östradiol und/oder an Progesteron möglich erscheinen lassen. Bis auf ganz wenige Ausnahmen handelt es sich um die gleiche Problematik, wie ich sie als Frauenarzt seit Jahren von Frauen her kenne.

Ich habe auf dem Boden der langen persönlichen Erfahrungen einen Bogen entwickelt, auf dem der betroffene Mann den Grad seiner von ihm selbst empfundenen Beschwerden markieren kann. Die damit dokumentierten Punktzahlen geben Aufschluss über den Gesamtzustand des Patienten und sind eine sehr gute Möglichkeit, den Zustand vor Aufnahme der Therapie zu erfassen und den eingetretenen Erfolg nach ½ Jahr – oder später – halbwegs zuverlässig zu objektivieren.

Den kompletten Beschwerdenbogen zum Ankreuzen der einzelnen Symptome finden Sie im 2. Teil dieses Buches.

(Sie finden den Beschwerdenbogen auch auf meiner Homepage (www.rimkus.info), wo er dort vom Patienten ausgefüllt und herunter geladen werden kann.)

Wenn man sich nur einmal vor Augen führt, dass es zahlreiche Männer gibt, die bereits jedes der 24 Symptome aufweisen, so muss es uns Ärzten an dieser Stelle klar werden, mit welcher Ernsthaftigkeit wir alle Forschungen auf diesem Gebiet doch voran bringen sollten, ja müssen!

Selbstverständlich könnten sich unter diesem Symptomenbild eine ganze Reihe von anderen Krankheitsbilder verstecken, die absolut nichts mit einem pathologischen Östrogen- oder Progesteronspiegel zu tun haben. Aber diesen Umstand wird eine orientierende Hormonanalyse ja schnellsten klären können.

Bei grenzwertigen Laborbefunden wird ein Therapieversuch von nur drei Monaten sehr schnell zeigen, ob sich an dem Beschwerdenprofil des Patienten schon etwas bewegt

I. Teil – Das Symptomenbild des Klimakterium virile

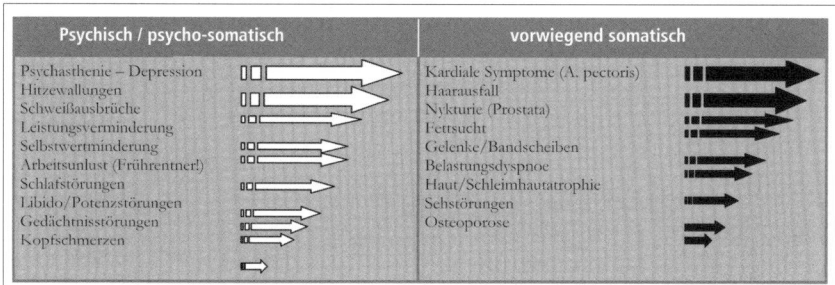

Abb. 4: Symptomenvielfalt des Klimakterium virile: *Die Länge der Pfeile symbolisiert die Häufigkeit des Auftretens dieser Beschwerden. (Die Ähnlichkeit zum Klimakterium der Frau springt ins Auge!) Diese einzelnen Symptome wiegen jedes für sich schwer und sind in ihrer Gesamtheit sicher für den Betroffenen katastrophal!*

hat. (Oder noch etwas bewegen **kann** ...!) Denn, wenn die Diagnose stimmt, ist ein Erfolg gesichert – so jedenfalls hat es mich meine Erfahrung gelehrt.

Man kann die Therapie gegebenenfalls als Diagnostikum verwenden! So sicher ist ein zu erwartender Erfolg! Ob sich allerdings immer der ganze Umfang eines Beschwerdenprofils noch positiv beeinflussen lässt, darf nur gehofft werden. Es hat sich gezeigt, dass hier der Wunsch eines Mannes an den Erfolg nicht immer zu erfüllen war. Immer dann nämlich, wenn die anfangs oft noch flüchtigen Symptome im Verlaufe vieler unbehandelter Jahre bereits zu Organmanifestationen geführt haben, war der Zeitpunkt einer prophylaktischen (sprich **rechtzeitigen(!)**) Hormonsubstitution verstrichen. Dann war die Zukunft bereits zur Gegenwart geworden...

Dass sicher auch andere Erklärungsmöglichkeiten für eine Reihe der aufgelisteten Symptome existieren, muss man also keinem erfahrenen Arzt an dieser Stelle sagen!

Aber vor der Entscheidung, einem Symptomenbild eine spezielle Ursache zuzuordnen, stehen wir ja auch ansonsten stets bei unserer täglichen ärztlichen Arbeit! Dass man sich vor dem Festlegen auf eine bestimmte Diagnose auch über den Umfang differentialdiagnostischer Möglichkeiten orientieren sollte, ist ebenso eine Binsenweisheit für jeden gewissenhaften Arzt.

Es ist eben zugegebenermaßen manchmal nicht leicht, einem Symptom die Ursache „Hormonmangel" zuzuordnen.

Wie ich es schon sagte: Manche Entscheidung wird letztendlich dann über einen Therapieversuch, sozusagen „ex iuvantibus" erfolgen müssen! (Sog. **individueller Heilversuch!**)

Wenn wir es uns von vornherein angewöhnen, dem klinischen Bild erste Priorität einzuräumen, dann wird es leichter sein, die nicht immer eindeutige und mit Fehlern behaftete Laboranalytik (s. unten!) im Sinne des Patienten zu interpretieren. Oder gar anzuzweifeln, um dann vielleicht sogar eine Kontrollanalyse zu veranlassen, wenn das klinische Bild scheinbar nicht zur Hormonanalyse passt. Das Beschwerdenprofil im Sinne der obigen Aufstellung ist meiner Erfahrung nach ein weit sicherer Parameter, als die leider doch oft unbefriedigende und sensible Hormonanalytik bei Männern! Das entbindet uns aber nicht von der Verpflichtung, die Serumspiegel vor und unter der Behandlung zu erfassen. Wir sollten uns jedoch nicht zu „Sklaven" des Labors machen, sondern auch immer noch einen gesunden Zweifel an der Richtigkeit der Messungen aufrechterhalten!

Eine Bemerkung zum Thema Hormonmessung im Speichel:

Grundsätzlich ist es ja so, dass die gesunde Leber auf die Produktion von Östradiol (und eingeschränkt wohl auch auf Testosteron) mit der Ausschüttung eines speziellen Globulins, dem „Sexualhormon – bindendem Globulin" (SHBG) reagiert. Bis 90 Prozent der Neusynthese werden an dieses Globulin gebunden und nur ein verschwindend kleiner Rest von etwa 10 Prozent verbleibt als sog. „freier Hormonanteil" im Serum.

Einzig und allein nur dieser freie Anteil kann neuerdings im Speichel gemessen werden.

Es fehlt bei Anwendung dieses Verfahrens also eine Aussage über den viel größeren Hormonanteil im Blutserum. Nun können die Befürworter einer Hormonmessung im Speichel diese Methode aber nur etablieren, wenn die Behauptung aufgestellt wird, dass eben nur der geringe freie Hormonanteil die biologisch aktive Fraktion darstellt. Diese Behauptung sollten wir nicht kritiklos übernehmen!

Nach dieser These würde also unser Körper eine aufwendige Synthese eines Hormons in Gang setzen, wo dann die Leber ebenso aufwendig das Hormon - bindende SHBG produzieren muss und das einzig und allein nur, um ein soeben gebildetes Hormon sogleich wieder in eine unwirksame Form zu verwandeln???

Wer könnte denn an eine so ungeheure Vergeudung von endokriner Leistung unseres Körpers wirklich glauben? Es wäre ja für unseren Körper viel sinnvoller - und mit sehr viel weniger Aufwand verbunden, dann besser primär 80 bis 90 Prozent weniger Hormon zu produzieren, als eine wesentliche Menge neu gebildeten Hormons mit beachtlichem Aufwand sofort unwirksam zu machen. Das kann nach allem, was wir über die Ökonomie in der Natur gelernt haben, nicht stimmen! Um aber die alleinige Messung von Hormonen im Speichel zu rechtfertigen, muss man dem Körper aber eine solche Vergeudung von Ressourcen unterstellen!

Ich möchte an dieser Stelle auf das Buch: „Sexualhormon bindendes Globulin" von Gernot H. G. Sinnekker (Thieme Copythek, Georg Thieme Verlag Stuttgart, 1993, ISBN: 3-13-799301-6) aufmerksam machen. Dort können Sie sich genauer zu dieser Problematik belesen.

Nach Meinung dieser Forscher kann die endokrine Situation auch ganz anders – und weit logischer für das Vorgehen unseres Körpers, beschrieben werden! Es ließ sich nämlich histochemisch sehrwohl an SHBG gebundenes Hormon in der Zelle nachweisen, wie es in der oben aufgeführten Literatur beschrieben wird. Und zwar besonders auch dicht um den Zellkern versammelt. In Karzinomgeweben fand man allerdings kein gebundenes Hormon mehr. Es scheint demnach so zu sein, als habe – neben anderen wichtigen Funktionen – das gebundene Hormon sozusagen auch eine wichtige Schutzfunktion für den Zellkern vor einer Entartung. Und nur der gebundene Anteil vermag via Rezeptor – also kontrolliert - in das Zellinnere eingeschleust zu werden.

Ich wage hier einmal die Behauptung: Der freie Anteil ist möglicherweise nichts Anderes als der kleine Hormonanteil aus der aktuellen Produktion, der von der Leber noch nicht an SHBG gekoppelt wurde.
Warum wohl wird das besondere Globulin denn wohl „Transporteiweiß" genannt??

Nur an SHBG gebundene Hormonmoleküle können zum Rezeptor im Zellkern transportiert werden. Das ist sicher der von der Evolution vorgegebene Weg und nicht ein Weg zur Ausscheidung aus dem Körper!

Was bedeutet diese Erkenntnis für unser Vorgehen bei einer Substitution:

Da bei einem länger anhaltendem Östrogenmangel, wie er auch im Klimakterium virile typisch ist, nur noch Reste einer Produktion von SHBG vorhanden sind (z.B. fehlende Stimulation durch Östradiol und Testosteron!), wird dann zwangsläufig der freie Hormonanteil immer größer und wächst sich somit langsam zu einem Leben verkürzenden Prozess für den Körper aus, denn das freie Hormon kann ja nicht zu den Rezeptoren gelangen, um dort die vorausbestimmte Wirkung zu generieren. Die geschwächte körpereigene Hormonrestproduktion im Alter kann dann folgerichtig nicht mehr die Wirksamkeit an den Rezeptoren sicher stellen. Der Anteil an gebundenem Hormon wird durch die nachlassende Stimulation der Leber immer geringer und beschleunigt das Versagen der lebensnotwendigen hormonellen Steuerungsfunktionen. Diese Situation trägt dann mit dazu bei, das Individuum langsam zum Tode zu führen.

So will es die Natur und so ist es auch von ihr vorgesehen. Denn Unsterblichkeit ist uns nicht gegeben!

Wenn wir nun einem alternden Mann seinen erniedrigten Hormonspiegel mit körperidentischen Hormonen substituieren, so werden wir in der Leber die erneute Produktion von SHBG stimulieren und dafür sorgen können, dass sich der Anteil des freien zum gebundenen Hormon wieder normalisiert. Dazu ist es aber unbedingt wichtig, den Vorgaben der Natur zu folgen und Serumspiegel aufzubauen, wie sie in der frühen Erwachsenenphase eines Mannes geherrscht haben.

Eine nur dürftige Anbehandlung mit insuffizienten Hormonspiegeln, wie sie nach meinen Erfahrungen durch die Anwendung von Hormonpflastern oder Hormoncremes erzeugt werden, genügt sicher nicht diesen Anforderungen. Und so bliebe dann ein wichtiger Sektor im Therapiespektrum bei einer transdermalen Substitution ungenutzt! – Ein Manko, das ein in dieser Weise behandelter Mann aber erst viel später bemerken wird.

Genau das ist der Grund, warum ich eine transdermalen Applikation von Hormonen nicht befürworten kann.

Welche Lehren können wir aus oben Gesagtem in Bezug auf die Speichelmessung von Hormonen ziehen?

Eine nur dürftige Anbehandlung mit insuffizienten Hormonspiegeln, wie sie nach meinen Erfahrungen durch die Anwendung von Hormonpflastern oder Hormon- cremes erzeugt werden, genügt sicher nicht diesen Anforderungen. Und so bliebe dann ein wichtiger Sektor im Therapiespektrum bei einer transdermalen Substitution ungenutzt! – Ein Manko, das ein in dieser Weise behandelter Mann aber erst viel später bemerken wird.

Genau das ist der Grund, warum ich eine transdermalen Applikation von Hormonen nicht befürworten kann.

Welche Lehren können wir aus oben Gesagtem in Bezug auf die Speichelmessung von Hormonen ziehen?

Nun, wir messen damit in der Tat auch einen wichtigen Anteil der körpereigenen Hormonproduktion und können beobachten, wie der freie Hormonanteil in seiner Relation zum gebundenen Anteil bei richtiger Substitution in physiologische Bereiche absinkt. Wohlgemerkt, es ist dann begrüßenswert, wenn unter der Behandlung der Anteil des freien Hormons niedriger wird.

Wir messen somit eine Hormonfraktion, die uns für eine geplante Substitution oder für deren Überwachung nur sehr bedingt verwertbare Aussagen liefern kann.

I. Teil – Das Symptomenbild des Klimakterium virile

Und so können wir leider bislang doch noch nicht auf eine Venenpunktion zur Hormonanalyse verzichten, wo wir dann den Gesamthormonanteil im Blutserum bestimmen lassen, der uns eine sichere Aussage für die Behandlung geben kann.

Sie werden nun auch leicht nachvollziehen können, warum es schon vom Prinzip her keine „Übersetzungstabelle" für meine erforschten Idealbereiche zu den Werten einer Speichelmessung geben kann.

Ich bin schon der Meinung, dass es sicher ein Gewinn darstellen würde, eine neue Möglichkeit zu haben, Hormonspiegel im Speichel zu messen und den Patienten somit eine Venenpunktion zu ersparen. Für eine routinemäßige Anwendung – jedenfalls was Östradiol und Progesteron betrifft – ist diese Methode aber nicht geeignet. Und außerdem sind die physiologischen Östradiolspiegel gerade beim Mann so extrem niedrig, dass, einen Bruchteil davon zu messen, sicher die Methode auch in ihrer Exaktheit überfordern könnte.

Probleme bei der Erforschung des männlichen physiologischen Östradiolspiegels (E2) und des idealen Progesteronspiegels

Ich komme nun zu einem leider sehr heiklen Problem meiner eigenen wissenschaftlichen Arbeit! Am Anfang schien alles relativ leicht und logisch:

Es musste eine genügend große Zahl von vitalen (?) Männern gefunden werden, bei denen der E2-Spiegel zu messen war. Die Ergebnisse dienten dann als Grundlage zur Ermittlung eines Idealbereichs. Es war schwerer, als viele Untersucher glauben, überhaupt ein Kollektiv von beschwerdefreien Männern (ein noch volles Kopfhaar kann ein Hinweis auf Vitalität sein!) zu finden, um ein „Normalkollektiv" aufzustellen. Ich habe mich dann mit einer Fallzahl von 50 vitalen Männern zunächst begnügen müssen. Und niemand hat mir bislang eine größere Gruppe präsentieren können!

Ich halte es für wichtig, an dieser Stelle zu betonen, dass bei der Auswertung der E2-Serumspiegel **kein** linearer Zusammenhang mit dem Lebensalter der Männer erkennbar war. Diese Erkenntnis deckt sich also mit den Ergebnissen anderer Forscher, die aber diesen Umstand als „Beweis" dafür sehen, dass eine Hormontherapie prinzipiell keinen Sinn machen würde! Offenbar sucht die moderne Medizin immer nach einem Schema, ohne dass sie nicht aktiv werden kann. Aber, vielleicht kommen diese Forscher auch einmal wieder aus der Sackgasse ihrer statistisch fundierten Medizin heraus??? Man kann sich des Eindrucks nicht erwehren, als dass unsere Forscher inzwischen in einer Art „Evidenzfalle" stecken, die sie vor lauter „doppelt verblindeten Studien" selber schon blind für die Wirklichkeit gemacht hat…

Es wird höchste Zeit, dass der wertvolle Schatz an gesammelten Erfahrungen wieder seinen ehemaligen hohen Stellenwert erhält. Studien haben ja bekanntlich immer einen Auftraggeber, der eine bestimmte

Aussage erwartet. Studien sind daher leider nicht immer objektiv und haben oft auch nur eine Halbwertszeit von wenigen Monaten, bis die nächste Studie genau das Gegenteil der ersten belegt.

Erfahrungen können nicht in Auftrag gegeben werden!

Mir sind Forscher, die mit zwei offenen Augen ihre Erkenntnisse erarbeiten lieber, als jene, die sich „doppelt verblindet" haben! Und eigentlich geben sie ja mit der „Verblindung" zu, dass sie zum Mogeln neigen???

„Unter den Blinden, ist der Einäugige König", sagt der Volksmund… Unsere Forscher sollten dann wenigstens bei ihrer Studienerarbeitung ein Auge wieder aufmachen!

Der E2-Spiegel sank also nicht in Abhängigkeit vom Lebensalter proportional ab, wie es typischerweise ja bei Frauen zu beobachten ist. Das bedeutet aber in keiner Hinsicht ein Problem, weil ja natürlich nur **die** Männer für eine Hormontherapie ausgesucht werden, die einen **nachgewiesenen** Hormonmangel haben. (s. oben! Und Abb. 3)

In unserem eigenen Hormonlabor lagen die E2-Spiegel der **vitalen Männer** zwischen **50 pg/ml und 80 pg/ml.**

Damit lagen wir völlig außerhalb der Richtwerte, die z.B. K. Umbreit publiziert hatte. Es stellte sich schnell heraus, dass nicht etwa „unsere Männer" viel mehr Östrogen im Blut hatten, als anderswo erlebt, sondern, dass das von uns verwendetet Analysengerät von Abbott insgesamt zu hohe Werte (oder vielleicht sogar richtige??) auswarf.

Wir haben einige Doppel und Mehrfachbestimmungen in Fremdlabors mit ein und demselben Serum in Auftrag gegeben und katastrophale Abweichungen erleben müssen. Die Messergebnisse lagen z. Teil um mehr als 300% (!) auseinander. (nach oben **und** unten!)

In der Mehrzahl der Laboratorien wurde aus den gleichen Blutproben mit Geräten anderer Hersteller durchschnittlich um 20 pg/ml niedriger gemessen als bei uns. Was dann einen Idealbereich von:

30 – 60 pg/ml

bedeuten würde. Damit war das erste – aber entscheidende Missverständnis zwischen mir und anderen Untersuchern ausgeräumt. Ich habe dann das eigene Gerät nicht mehr benutzt. Sind Sie aber bitte immer

I. Teil – Probleme bei der Erforschung des männlichen physiologischen Östradiolspiegels (E2)

grundsätzlich skeptisch gegenüber einer Hormonbestimmung! Leider werden Ihnen doch recht häufig „Mondmessungen" übermittelt. Nur in seltensten Fällen haben Sie ja auch Kenntnis darüber, mit welchen Geräten Ihr Labor die Analysen erstellt.

Den Gipfel an Verwirrung erzeugt aber die Angabe bei einzelnen größeren Hormonlabors, die jedwelchen E2-Spiegel des Mannes als „normal" ausdrucken! – Damit müssen wir leider noch leben, weil den niedrigen E2-Spiegel des Mannes offiziell noch keine Bedeutung eingeräumt wird und die Labore noch entsprechend reagieren.

Das ist nun in der Tat eine absolut unbefriedigende Situation, um darauf eine solide wissenschaftliche Arbeit aufzubauen. Es macht auch auf den Patienten keinen guten Eindruck, wenn er sieht, dass Sie eine Behandlung starten, obwohl das Labor doch angeblich „Normalwerte" bescheinigt hat!

Wie ist diese Situation möglicherweise zu erklären?

Eine sehr wichtige und wohl auch schlüssige Erklärung liegt in der Methode der E2-Bestimmung. Die pathologisch niedrigen E2-Spiegel der Männer liegen in einem Messbereich der Hormonanalysegeräte, der bislang uninteressant war. Denn Estradiol wurde bislang ja routinemäßig nur bei Frauen gemessen. So hat man von der Geräteentwicklung her diesen Messbereich wohl auch vernachlässigt, weil eine Genauigkeit für Frauen unterhalb von 50 pg/ml für die universitären Mediziner nicht von besonderer Wichtigkeit ist. (Ähnlich wie bei einem Tachometer eines Automobils, welcher zwischen 0 km/h und 20 km/h keine oder keine korrekte Anzeige liefert und erst in einem höheren Bereich exakte Geschwindigkeiten vermittelt.)

Es verdichten sich auch Anzeichen, dass die Kits, mit denen bei Frauen gemessen wird, dann im männlichen Serum eventuell durch die hohen Testosteronspiegel gestört werden könnten. Unterstützend für die manchmal fälschliche Miterfassung von Testosteron wäre vielleicht auch der unglaublich geringe Unterschied (nur ein „H" Atom!) in der Molekülstruktur beider Hormone?

Wir müssen also auf die Neuentwicklung spezieller Analysengeräte und spezieller Laborkits für niedrige E2-Spiegel bei Männern noch etwas warten und uns so lange mit einem Kompromiss abfinden. Bis aber die Industrie hier aktiv wird, muss erst ein größerer Bedarf an Männeranalysen erkennbar werden. Wir müssen daher sicher noch eine ganze Weile warten und in der Zwischenzeit bereit sein, mit den Messergebnissen notgedrungenerweise „irgendwie" zu improvisieren.

Ich habe daraufhin aufgehört, mich mit dieser Problematik noch weiter zu beschäftigen. Man vergeudet nur wertvolle Zeit! – Vielleicht hat eine der Leserinnen oder einer der Leser dieses Buchs die Fähigkeit und Möglichkeit, an dieser nicht befriedigenden Situation etwas zu ändern? Es wäre ein Beitrag zu einer enormen Verbesserung der wichtigen Hormonanalytik!!

Hier nützt aber kein Wehklagen! Eine korrekt durchgeführte hormonelle Substitutionstherapie kommt ohne Messung der Hormonspiegel nicht aus. Jeder Kollege oder jede Kollegin, der/die in meine Methode der Männerbehandlung einsteigen möchte, kann sich zu Beginn sehr gut am klinischen Bild orientieren: Ein Mann mit den typischen Beschwerden hat dann im eigenen Labor den Messwert „XY". Wenn er dann behandelt ist und sich wieder wohl fühlt, ist der nun ermittelte Wert XY + Z ein anzustrebender Idealwert. Und somit hat man für den zweiten Patienten bereits einen guten Anhaltspunkt ermittelt, um den Messbereich des eigenen Labors in einem Idealbereich zu markieren. Reagiert ein Mann auf seine Östrogenbehandlung mit Schmerzen im Brustdrüsenkörper, so hat er den Idealbereich nach oben überschritten. Auch dieser Messwert wird dann dokumentiert. Und so ganz allmählich erhält man dann eine genügend genaue Tabelle der idealen Östrogenwerte für den jeweiligen Mann und mit steigender Patientenzahl auch einen hinreichend genauen Idealmessbereich des hiesigen Labors. Im Zweifelsfall muss die Messung eben wiederholt werden!

Ideale Verhältnisse sind dann gegeben, wenn alle Praxen, die meine Methode anbieten, dasselbe Labor für die Analytik verwenden. Dieser Idealzustand ist neuerdings auf unserer Hormonplattform gegeben, wo Sie dann unter der Adresse www.hormon-netzwerk.de

Labore finden, die für diese Zusammenarbeit geeignet sind. Ein großer Vorteil bei der Verwendung der dort aufgeführten Labore ist auch die Tatsache, dass die Werte Ihnen in Relation zu meinen erforschten Idealbereichen übermittelt werden.

Aber auch ein **Fehler bei der Blutabnahme** kann eine scheinbar falsche Messung verursachen! Die natürlichen Hormone haben einen Resorptionsgipfel etwa zwei Stunden nach der letzten Hormon-

einnahme. Der Abbau erfolgt dann exponentiell und recht schnell. Es sollte daher bei Kontrollmessungen unbedingt darauf geachtet werden, dass die **Messungen möglichst immer innerhalb eines Intervalls von**
<u>zwei Stunden</u>
nach der letzten Einnahme erfolgen. Wird bei 2x täglicher Einnahme morgens **vor** Einnahme der Dosis oder abends vor Einnahme der Kapsel gemessen, so ähneln diese Spiegel dann einem Zustand, der <u>vor</u> der Substitution geherrscht hat!

Diese Situation würde dann leicht zu Fehlinterpretationen und Verwirrungen führen. Lassen Sie daher immer auch den Zeitpunkt der letzten Kapsel-Einnahme und ebenso die Uhrzeit der Blutentnahme für eine Hormonanalyse dokumentieren. Interpretationsfehler, die bei Nichtbeachtung dieser Umstände entstehen, dürfen dann nicht der Laboranalytik angelastet werden!

Also:

Das klinische Bild hat Priorität, solange die Qualität der Hormonanalysen zwangsläufig noch so unsicher ist!

Kurzum: geht es einem Mann plötzlich wieder so schlecht wie zu Beginn seiner Behandlung, dann ist sein Messwert aus dem unteren Bereich herausgefallen. Geht es ihm gut, aber die Brust schmerzt und er lagert Wasser ein (Mastopathie), dann ist der Substitutionsspiegel zu hoch. Der Bereich zwischen **30 und 60 pg/ml** kann als gute Orientierungshilfe für den idealen E2-Spiegel dienen, wenn, ja wenn man sich auf die Messergebnisse wirklich verlassen kann…

Interessant und wichtig zu erwähnen ist, dass wir diese unbefriedigende Laborproblematik nicht bei den Bestimmungen der Progesteronspiegel bei Männern erlebt haben. Während bekanntlich das Östradiol in pg/ml angegeben wird, ist die Menge an Progesteron, auch wenn die Spiegel erniedrigt sind, um ein Vielfaches höher und die Angaben des Labors erfolgen daher in ng/ml. (1 ng/ml = 1000 pg/ml!) Daher gibt es bei der Messung von Progesteron auch eine bessere Genauigkeit.

Hier ist die Problematik auch ganz anders gelagert: Es scheint aufgrund meiner Forschungen so zu sein, dass sich die physiologischen Progesteronspiegel der Jugend sich von denen im Alter gar nicht so wesentlich unterscheiden. Und dennoch ist eine Supplementation höchst effektiv. Wie kann dieses erklärt werden?

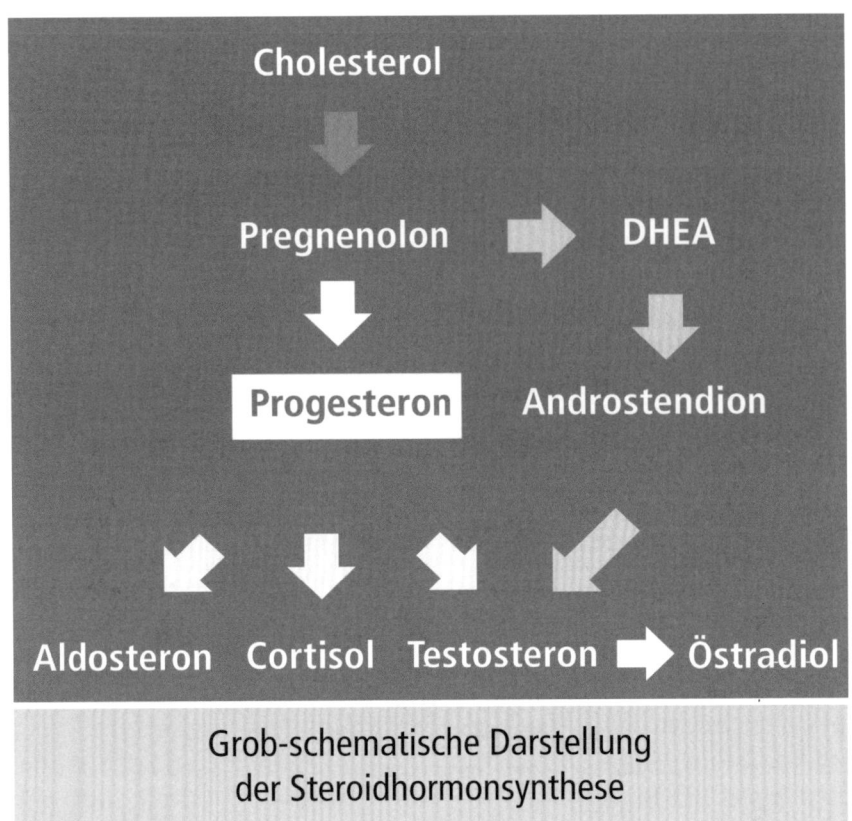

Grob-schematische Darstellung der Steroidhormonsynthese

Abb. 5

Eine mögliche Erklärung wäre in einem Vergleich zu der Alterssituation mit unseren Augen zu suchen. Niemals wird ein Jugendlicher mit gesunden Augen eine Brille benötigen. Jedoch gibt es im Alter kaum noch einen Menschen, der nicht eine derartige Sehhilfe zum Ausgleich „schwach gewordener" Augen nötig hätte.

Das würde dann für das Progesteron bedeuten, dass die jugendliche Nebennierenrinde aufgrund der Intaktheit aller Fermente, die zu weiteren Syntheseschritten der nachfolgenden Steroidhormone benötigt werden, nur bis zu 1 ng/ml Progesteron (das sind immerhin 1000 pg/ml!!) benötigt, um alle in der Peripherie notwendigen Steroidhormone (z.B. Testosteron, Östradiol) zu synthetisieren. Mit zunehmendem Alter kommt es aber zu einer zunehmenden Fermentschwäche. (K. Umbreit: „Wir werden nur so alt, wie es unsere Fermentaktivitäten zulassen!") Das hat zur Folge, dass aus dem ursprünglichen Angebot von 0,8-1,0 ng/ml Progesteron die Nebennierenrinde nun nicht mehr die ursprüngliche Syntheseleistung vollbringen kann. Die NNR aber sehrwohl noch arbeiten kann, wenn sie im Überschuss sozusagen „aus dem Vollen schöpft." Wir setzen dann – um bei meinem Augenbeispiel zu bleiben – der NNR eine „hormonelle Lese-Brille" auf, um deren „Alterssehschwäche" auszugleichen.

Um Ihnen die Vorstellung der Syntheseleistung der NNR zu erleichtern, kann Ihnen das Schema Abb.5 dienen. Es stellt stark vereinfacht die Synthese der Steroidhormone dar und macht die herausragende Stellung des Progesterons als Praekursorhormon – also als „Mutter fast aller Steroidhormone" (Ausnahme Vitamin-D) – sehr deutlich!

Die Frage ist natürlich auch, wie weit dann eine dergestalt nicht mehr unbedingt physiologische Anhebung des Progesteron-Serumspiegels von Nebenwirkungen begleitet sein wird und wo der toxische Bereich anfängt?

Hier meine Antwort darauf als Erfahrungsmediziner:

Ganz offensichtlich ist die sog. ED 50 (das ist die Dosis einer Wirksubstanz, bei der 50 % der Versuchstiere nicht mehr überleben würden...) für Progesteron unermesslich hoch anzusetzen. Wir Männer haben alle im Embryonalstadium Progesteronspiegel unserer Mütter von um die 300 ng/ml und mehr nicht nur überlebt, sondern wären ohne diese Spiegel sicher niemals geboren worden. Ebenso wenig wurde unsere Geschlechtsentwicklung irgendwie negativ dadurch beeinflusst. Um bei einem Erwachsenen die Spiegel aufzu- bauen, die vom Embryo auf den Erwachsenen noch hochzurechnen wären, kommen wir auf Dosierun- gen, die von ihrer Höhe nicht mehr vorstellbar sind. Das bedeutet dann, dass der therapeutische Bereich von Progesteron, als sog. Praekursorhormon, so breit ist, dass wir ohne Sorge „auste- sten" können, welchen Sinn eine geringe Erhöhung der jugendlichen Serumspiegel macht. Es droht dann wohl keine ernsthaften Nebenwirkung, als die eventuelle Sinnlosigkeit eines solchen Bemühens zu erkennen.

Und so habe ich dann auch sehr bald (1999) angefangen, eine Östrogensubstitution mit einer zusätzlichen Progesterongabe zu kombinieren.

Sie werden verstehen, dass ich dieses Vorgehen zunächst einmal in einem Selbstversuch ausgetestet habe, bevor ich den „harten Kern" meiner ersten Männergruppe daran teilnehmen ließ. In dieser Gruppe steckten sehr wohl auch viele mutige Kollegen, die gern ebenso sich selber für diesen Test einsetzen wollten. Es waren spannende Wochen, die wir unter strengster medizinischer Beobachtung und kritischer Selbstbeobachtung verstreichen ließen. Denn schließlich hatte bislang noch kein Mann der Welt meines Wissens Progesteron unter akribischen Messungen des Serumspiegels kontrolliert zu sich genommen.

Wir konnten schon nach relativ kurzer Zeit (4 – 6 Wochen) zusätzliche und deutlich spürbare Verbesserungen des therapeutischen Nutzens zu den ja bereits hervorragenden Erfolgen einer alleinigen Anwendung von 17-beta-Östradiol beobachten.

Das war die Geburtsstunde der „Methode RIMKUS®" für alternde Männer, nämlich eine Substitution von altersbedingten desolaten Hormonspiegeln mit Östradiol und/oder Progesteron auf dem Boden von Hormonanalysen und der Interpretation und Verwertung des klinischen Bildes des alternden Mannes.

Wie nicht anders erwartet, wurden in folgenden Jahren auch keine Nebenwirkungen negativer Art beobachtet. Inzwischen halte ich Progesteron wegen der Wirkung als Praekursor (s. Abb. 5) für das wichtigste Hormon unseres Körpers überhaupt.

Wenn ich mich heutzutage noch zu einer hormonellen Monotherapie hinreißen lassen würde, dann würde ich einen Versuch nur mit Progesteron aber nicht mehr nur mit Östrogen alleine machen. Aber nur dann, wenn sich ein Mann zu einer Behandlung mit Östrogen (so es erforderlich wäre!) nicht öffnen kann. Sinnvoll ist die ausgewogene Gabe beider Hormone!

Die grob-schematische Darstellung der einzelnen Syntheseschritte in Abb. 5 verdeutlicht diese wichtige Stellung des Progesterons sehr eindrucksvoll. Auch ohne das Spezialwissen eines Endokrinologen, kann man sich ausmalen, was für eine Katastrophe der Ausfall von Progesteron für den Organismus bedeutet. Im Umkehrschluss erahnt man sicher die immense Bedeutung dieses lebenswichtigen Hormons! Es lässt sich im Schema auch ableiten, dass ein noch relativ junger Mann (mit noch relativ intaktem Fermentstatus!) sicher in der Lage sein könnte, in seiner NNR sich noch selber all die Hormone herzustellen, die in der Peripherie benötigt werden. Im Zweifelsfall würde eine Kontrollmessung ja die Situation klären! Das bedeutet, dass er (noch) ohne eine Östrogensubstitution gut auskommen würde.

Bevor wir uns mit dem therapeutischen Konzept meiner Methode genauer beschäftigen wollen, möchte ich aber an dieser Stelle gern eine Auflistung der wichtigsten physiologischen Wirkungen der erwähnten Hormone: Östradiol-17-beta und Progesteron geben.

Gestatten Sie mir zuvor noch einige grundlegende Bemerkungen zu Hormonen:

Das ist mir auch deswegen ein großes Anliegen, weil die zahlreichen äußerst negativen Erfahrungen einer Anwendung von Synthetika in der Gynäkologie, den „Ruf" dieser Hormone schwerstens beschädigt hat. Die Verwirrung ist komplett, weil unsere Wissenschaftler, wie ich schon ausführte, ihre Hormonplagiate leider auch mit dem gleichen Namen wie die Originale bedacht haben! Viele Ärzte und sogar auch Patienten, haben die Lust verloren, sich mit dem Thema „Hormone" überhaupt noch weiter zu befassen.

Es scheint nun so zu sein, dass in den Augen unserer Wissenschaftler endlich der universelle Prügelknabe für alles Schlechte im Lebenslauf eines Menschen gefunden sei. Der Hauptschuldige aller Unbilden im menschlichen Körper ist in den Augen dieser Experten eindeutig das Östrogen. Entweder verursacht es angeblich Krebs oder lässt maligne Neubildungen wie Pilze im Wald nach einem warmen Regen wuchern. (??)

In der Septemberausgabe des Deutschen Ärzteblatts 2005 wurde in einem Aufsatz die Kanzerogenität des Östradiols als inzwischen „bewiesen" hervorgehoben. Von welchem „Östrogen" dabei allerdings die Rede war, verschwieg der Autor. Ganz offensichtlich hatte auch er nur Kenntnisse über die synthetischen Hormonplagiate, wie alle seine übrigen Kollegen! In diesen Kreisen wird noch nicht einmal die Existenz von bioidentischen Hormonen zur Kenntnis genommen. Oder „man hält nichts davon...??!"

Und besonders schlimm soll es werden, wenn zur „Behandlung" mit „Östrogen" auch noch ein Gestagen (gemeint ist wieder nur ein synthetisches (!!) Progesteron) hinzugefügt wird!?

Mit dieser Erkenntnis ist es nun, insbesondere auch seit der Auswertung der überstrapazierten großen amerikanischen „Woman Health Studie", so einfach geworden: wir lassen einfach das „Östrogen" und „Progesteron" aus dem Therapieangebot verschwinden und die Welt ist voller Gesunder???

Ist aber nicht gerade die Lebensphase mit den höchsten eigenen

I. Teil – Probleme bei der Erforschung des männlichen physiologischen Östradiolspiegels (E2)

Hormonspiegel auch der gesündeste Lebensabschnitt bei Männern und Frauen?

Warum entfaltet denn Östrogen und Progesteron seine angeblich so verheerende Wirkung nicht schon ab der Pubertät, sondern erst, wenn der folgsame Arzt mit einer „Östrogentablette" oder einem „Östrogen/Gestagen- Gemisch aus der Retorte mit seiner „Behandlung" startet?

Die Konsequenz aus den Forschungsergebnissen, die ja, wie Sie es sicher auch schon erkannt haben,, keinen Unterschied zwischen den humanidentischen Hormonen und den synthetischen Plagiaten machen, wäre dann, bereits im Kreissaal Mädchen und Jungen zu kastrieren, damit diese angeblich „bösen Hormone" erst gar nicht ihr Zerstörungswerk beginnen können. Dass ein solches Vorgehen kompletter Unsinn wäre, weiß ich selber. Vielleicht gibt es eben doch „solche" und „solche" Hormone?

Manche Kollegen scheuen sich davor, selbst naturidentische Hormone bei ihren Patienten anzuwenden, weil eine irgendwo einmal geäußerte Meinung übernommen wird, dass angeblich auch natürliches Östrogen wohl nicht direkt ein Karzinom induziert aber einen irgendwo im Körper schlummernden Krebs angeblich zum Wachstum anregen könnte...

Und das es angeblich bewiesen (?) sei, dass es zwischen den naturidentischen und den synthetischen Hormonen keine Unterschiede in ihrer Wirkung und Gefährlichkeit gibt.

Ich glaube, dass solche Äußerungen von „Experten" vielleicht nur gemacht werden, um eine lästige „Konkurrenz" vom Halse halten. Es soll wohl sichergestellt sein, dass es zu einer Anwendung von synthetischen Hormonplagiaten keine wirksame und bessere Alternative gibt...

Wir kommen leider immer wieder auf die schon eingangs geschilderte Problematik zu sprechen. Wir benötigen aber diese Erinnerung an die grundverschiedenen Wirkungsweisen der synthetischen Hormonplagiate zu den humanidentischen Hormonen, damit bei Ihnen beim Weiterlesen, wegen vielleicht gerade wieder publizierter Horrormeldungen, nicht jedwelches Interesse an einer segenreichen und korrekten Behandlung erlischt.

Wie reagieren denn bereits jetzt schon Millionen von Menschen täglich? Sie lassen diese „bösen" Hormone aus Angst vor einem von unseren Forschern prophezeiten Krebswachstum einfach weg, wenn sich die Lebenskurve bedrohlich senkt. Außer unseren gut 2000 Männern, die meine Frau und ich in unserer aktiven Zeit betreut haben, ist die Akzeptanz der Männer für die Einnahme von natürlichem Östradiol und Progesteron und Vitamin-D, trotz erfreulich zunehmender Zahl von Anwendern, immer noch viel zu gering, wenn man die Bedeutung einer korrekten Substitution mit bioidentischen Hormonen in seiner enormen Wichtigkeit und das z. Teil erschütternde Leidenspotential alternder Männer in Relation bringt.

Daher: wer von uns kann denn sicher sein, dass bei ihm nicht irgendwo schon ein kleines „Krebslein" schlummert??? Die logische Konsequenz aus dieser „Weisheit" wäre dann die Empfehlung, ab einem bestimmten Alter nicht nur das Östrogen, sondern alles das fortzulassen, was Wohlbefinden und Vitalität nach sich zieht. Das wären dann natürlich ebenso eine gesunde Ernährung, Vitamine, Sport, Urlaub – kurz die ganze Anti-Aging-Bewegung. Denn die würde nach dem gleichen Prinzip wie beim Östrogen, sogleich auch im gleichen Maße gesunde wie „krebsige" Zellen mit dem Wellness-Segen beglücken. Also: Schließt die Wellnesshotels, denn sie fördern ein Krebswachstum..?! Dieser Gedankengang ist leicht nachvollziehbar und **unsinnig**!

Beim Östrogen hört sich das aber alles so schön wissenschaftlich an und wird somit dann auch gern zitiert und weiter verbreitet. – Und leider auch geglaubt!!!!

Die Kenntnis von der Fähigkeit des Östrogens zur selektiven Proliferation (unter Mithilfe des Progesterons) scheint verloren gegangen zu sein! Den Physiologen ist lange bekannt, dass Östrogen (und Progesteron) **selektiv nur die gesunden Zellen proliferiert und die entarteten zur Apoptose führt. – wenn das System noch intakt ist!**

Wie könnte es denn die Schöpfung zulassen, dass Lebewesen mit Substanzen (Hormonen) ausgestattet werden, die ihren Untergang bedeuten? Und hätte die Evolution beim Menschen nicht schon 2 Millionen Jahre Zeit gehabt, eine solche primäre Schwäche auszumerzen?

Verabschieden wir uns doch bitte wieder ganz schnell von einer Annahme, dass im Körper physiologisch vorhandene Substanzen zu seinem Schaden geschaffen worden sein könnten!

Ich hoffe, dass der Leser nun gut motiviert ist, sich im Folgenden endlich mit den physiologischen Wirkungen dieser sehr zu Unrecht angeschuldigten Hormone zu be-

I. Teil – Probleme bei der Erforschung des männlichen physiologischen Östradiolspiegels (E2)

fassen. Und in diesen Auflistungen findet man im Umkehrschluss auch die Hoffnungen aufgelistet, die ein Patient an eine Substitution verloren gegangener Hormonproduktion knüpfen darf! – Wenn es denn die „richtigen" Hormone sind!

Und das sind nicht etwa meine persönlichen Forschungen! Dieses Wissen um die Wirkprofile der Sexualhormone, bzw. Steroidhormone, kann jeder Interessierte in allen Lehrbüchern nachlesen, die von unseren seriösen Physiologen verfasst wurden. Offenbar haben unsere klinischen Forscher vergessen, zu welchem Zweck die Sexualhormone im Körper produziert werden und welche immense Bedeutung ihnen innewohnt. Kein einziger Physiologe erwähnt aber auch nur ansatzweise, dass diese Hormone eine krebsauslösende Potenz haben. Es scheint offensichtlich, dass die klinische Forschung auch auf diesem Sektor den Boden zur Realität verloren hat.

Vielleicht sollte man die Versuche einstellen, die Evolution, der eine unendliche Zeit zur Verfügung stand, das Optimale zu entwickeln, im Labor auszutricksen. Man sollte die Labore vielleicht lieber schließen, die künstliche „Hormone" herstellen. Dieselben Forscher, die diese Substanzen herstellen, publizieren ja auch die sehr, sehr ernst zu nehmenden Spätfolgen solchen Tuns.

Und ist es nicht erstaunlich, dass unsere Dopingfahnder eindeutig haben nachweisen können, ob der Sieger der Tour de France 2006 einen körpereigenen hohen Testosteronwert (wie er selber behauptet hat!) besitzt oder künstlich von außen zugeführtes Testosteron in seinem Blut kreisen hat. Offenbar kennt man wohl doch die Unterschiede??? Wir können aus diesen Fehlanwendungen von „Hormonen" folgern, dass synthetische Produkte eben doch eine ganz andere Wirkung im Körper entfalten, als natürliche Hormone. Denn die Zufuhr von natürlichem Testosteron wäre wohl nicht nachweisbar oder beweisbar gewesen, solange die gemessenen Blutspiegel im Bereich der physiologischen Norm gewesen wären. Kein einziger junger Mann mit seinem noch intakten Hormonprofil fühlt sich unter seiner Eigenproduktion von Testosteron gedopt. Will er aber sportliche Höchstleistungen vollbringen, so muss er ein Synthetikum anwenden, mit dem er sich dann aber gleichzeitig die Gefahr schwerer Nebenwirkungen einhandeln wird!

Einige der bekanntesten biologischen Ostradiolwirkungen

- „Fänger" freier Radikale
- Apoptosewirkung
- Cardio/vascul.-Protektion
- Aufbau von Kollagen und Knochen
- Stimulation des Kopfhaarkleides
- Erhalt von Libido u. Potenz
- Fertilitatshormon
- Hirnfunktion (Neurotransmitter)
- Schutzmantel für Hirnzellen
- Schutz vor grauem Star
- Haut- und Schleimhautprotektor
- Verhindert Atrophie der Genitale
- Schutz vor seniler Demenz
- Erhalt kognitiver Fähigkeiten
- Schutz von Altersschwerhörigkeit
- Verhindert Altersdepressionen
- Regulation des Fettstoffwechsels
- Steuerung der Thermoregulation

Abb. 6: *Die biologischen Wirkungen körpereigenen Östradiols*

Hier nun also zunächst eine Aufstellung des Wirkungsspektrums natürlichen (!!) Östradiols, siehe Abb. 6.

Die „Todesursache Nummer 1" in Deutschland ist bekanntlich der Herzinfarkt – also die cardio/vasculäre Krise. Und das gilt inzwischen sowohl für Männer als auch für Frauen! Und gerade hier zeigt das Östradiol eines seiner spektakulärsten Wirkungen bei einer Substitution erniedrigter Spiegel, was die Verhütung dieser Ereignisse betrifft.

In der folgenden schematischen Zusammenstellung, habe ich all das Wissen zusammengetragen, was über die Wichtigkeit physiologischen (!) Östradiols bekannt ist, um z. B. in der Phase hormoneller Gesundheit eine cardio/vasculäre Krise (Herzin- farkt, Schlaganfall) zu verhindern. Im Umkehrschluss kann gut gefolgert werden, welche Mechanismen ablaufen, wenn dieses Hormon ausfällt. Ist es jetzt noch ein Wunder, wenn diese z. T. tödlichen Krisen erst gehäuft ab dem Lebensabschnitt auf- treten, in dem der Hormonspiegel zusammen bricht?

Und sollte es uns nicht hellhörig werden lassen dass im Waschzettel von synthetischen „Östrogen"-Produkten aber als Nebenwirkung einer solchen Behandlung vor der deutlichen **Risikoerhöhung kardiovaskulärer Notfälle** gewarnt wird???

Bleiben wir aber bei der Physiologie!

Die Aufstellung zeigt die enorme Wichtigkeit des Östrogens allein für eine **Prophylaxe kardio/vasculärer Krisen.**

Östrogenmangel – Ein sicherer Weg in die cardio/vasculäre Krise!
Oder:
Die fünf wichtigsten Schritte zum Tod...

1. Durch die Anwesenheit von Östrogen wirkt körpereigenes Acetylcholin vasodilatativ.
Der Östrogenmangel bedingt demnach eine Vasoconstriktion. Vasokonstriktion ist Verengung der Gefäße und enorm gestörte Hämodynamik!

2. Östrogen hemmt die Produktion von Endothelin, was die Weitstellung der Gefäße garantiert. Ein Östrogenmangel enthemmt die Endothelinproduktion und führt zu einer Vasoconstriktion. (s. oben!)

3. Östrogen steigert die Freisetzung von Stickoxyd (NO), welches vasodilatatorisch wirkt.
Ein Östrogenmangel bewirkt Konstriktion der Gefäßmuskulatur und somit eine Vasoconstriktion. (s. oben!)

4. Östrogen stimuliert die Freisetzung von Prostacyclin, welches vasodilatatorisch wirkt und zusammen mit NO eine Thrombozytenaggregation an der Gefäßwand verhindert. Ohne Östrogen kein NO und keine Prostacyclinfreisetzung: dadurch Entstehung von Atherosklerose und Ischämie.

5. Östrogen stimuliert in der Leber die Bildung von HDL und das bedeutet eine segensreiche Kopplung von Cholesterin für den Transport zu den Erfolgsorganen (z.B. NNR).

Östrogenmangel führt zur Bildung von LDL in der Leber. In dieser Kopplung wird Cholesterin zum Todesboten!

(Leider – aber auch **trotz** richtiger Behandlung (!!) ist diese Gefahr nicht immer zu verhindern, wenn die Männer – wie so oft! – doch zu spät in die Behandlung kommen oder andere Noxen (Rauchen, Fettsucht, Alkoholabusus!) dominant sind!)

Im Folgenden sollen nun auch einige der wichtigsten Progesteronwirkungen aufgezeigt werden:

Die guten Kenntnisse über natürliches Progesteron verdanken wir in erster Linie dem inzwischen leider verstorbenen amerikanischen Arzt J. R. Lee.

Auch hier haben wir das traurige Ergebnis, dass die synthetischen Progesterone (Gestagene, Progestine) lediglich eine Wirkung auf die Proliferation des Endometriums haben. Daher rührt auch die Empfehlung der Wissenschaftler, dass Frauen nach Uterusentfernung angeblich kein Progesteron (gemeint ist aber ein „Gestagen" – also ein Synthetikum!) benötigen. Da nach den neuesten Erkenntnissen die Kanzerogenität von synthetischen „Östrogen" durch die Kombination mit einem „Gestagen" noch gesteigert wird, ist die Empfehlung unserer Wissenschaftler dann mehr als logisch und konsequent anzusehen. Natürlich wird es schlimmer, zwei Substanzen mit kanzerogener Wirkung auch noch zu kombinieren!

Einige der bislang bekannten Progesteronwirkungen

- Sekretionsphase/Endom
- Mobil. Energie aus Fett
- Förderung der Diurese
- Antidepressive Wirkung
- Ökonomisiert Schilddrüse
- Antithrombot. Wirkung
- Stabilisiert Zink u. Kupfer
- Stim. Fibro - u. Osteobl.
- Schutz Schwann'sche Scheiden
- Analgetische Wirkung
- 5-α-Reduktasehemmer
- Stimulation der Kopfhaare
- Unterstützt Apoptose
- Stimuliert d. Schlaf
- Physiologischer Cholesterinsenker
- Protektion Altersdiabetes
- Regulation Libido/Potenz
- Überleben d. Embryos

Abb. 7: Eine Aufstellung der wichtigsten, bislang bekannten Wirkungen natürlichen Progesterons.

Wir wollen uns an dieser Stelle einprägen, dass das Geheimnis einer relativen Tumorarmut junger Erwachsener wohl sicher auch das physiologische Zusammenwirken von Östradiol und Progesteron ist. Die onkologische Erklärung dieses Phänomens habe ich in einem Aufsatz der Zeitschrift:
„Der Männerarzt" publiziert, den ich hier einfügen möchte:

Natürliches Progesteron – ein neuer Stern am männlichen „Hormonhimmel"?

Da ich nach mehrjähriger intensiver Öffentlichkeitsarbeit – einschließlich der Veröffentlichung meines Buches: „Der Mann im Wechsel seiner Jahre", Arche Noah Verlag, ISBN:3-931721-43-4) – zum jetzigen Zeitpunkt eigentlich voraussetzen kann, dass das Prinzip der Östrogenbehandlung nunmehr hinreichend bekannt geworden ist, werde ich mich in diesem Aufsatz mit dem Gedanken beschäftigen, wie wir diese Therapieform noch weiter verbessern und „absichern" können.

Den Gynäkologen ist das Steroidhormon „Progesteron" hinreichend bekannt und in seiner Wichtigkeit – auch im Bereich der Substitution in der Postmenopause – durchaus vertraut. Warum, so muss man sich fragen, wurde dieses Hormon bislang nicht bei der Substitution des Klimakterium virile eingesetzt – ja, bislang in der Literatur unserer endokrinologischen Zentren noch nicht einmal „angedacht"?

Welches Wissen um dieses Hormon können wir dazu aus der gynäkologischen Forschung übernehmen?

Progesteron kann quasi als **Antagonist zur Wirksamkeit des Östrogens** betrachtet werden. Nach dem chinesischen, klassischen Weltbild wäre das Progesteron als das dämpfende YIN und das Östrogen als das aktivierende YAN zu betrachten.

Natürliches Progesteron sollte nicht mit den synthetischen Substanzen, den sog. Gestagenen, verwechselt werden. Salopp gesagt, würde man damit Kunsthonig mit Bienenhonig verwechseln!

Natürliches Progesteron konnte im Gegensatz zu den von den Menschen erfundenen, synthetischen Produkten Millionen von Jahren in strengster Selektion „ausgetestet" werden, so dass hier ein Wort eines alten, englischen Philosophen (Alexander Pope) zu Recht gilt:

„Was da ist, ist gut!"

Diesen enormen Vorteil können die von Menschenhand geschaffenen synthetischen Hormone natürlich nicht haben. Da es sich aber bei der Substitution des Klimakteriums immer um eine Langzeiteinnahme handelt, sollten wir uns bei der Auswahl der Substanzen der Sicherheit der Evolution anvertrauen! Also, **ausschließlich** naturidentische, sprich – „natürliche" Hormone – einsetzen! Diese ideale Voraussetzung ist mit der Verabreichung von natürlichem Östrogen und Progesteron, gewonnen aus der wilden Yamswurzel, wohl gegeben.

Welche Wirkungen des Progesterons sind bekannt?

Progesteron hat eine diuretische, antihypertensive, analgetische und antithrombotische Wirkung. Progesteron wirkt dämpfend (natürliches Antidepressivum) auf das ZNS, stabilisiert den Kupfer- und Zinkhaushalt, wirkt anregend auf die Libido, stimuliert das Wachstum von Haaren und Nägeln, schützt die Schwann'schen Scheiden der peripheren Nerven (MS-Prophylaxe?), schützt die Hornhaut und hält den Glaskörper klar (grüner Star!), stimuliert die Regeneration von Knochenmasse und Kollagen mehr noch als es das Östrogen vermag und wirkt **tumorsuppressiv** auf die hormonabhängigen Organe: Uterus, Ovarien, Mamma. (und sogar den Darm!)

Die tumorsuppressive Wirkung des Progesterons wird u. a. seiner Eigenschaft zugeschrieben, die Taktfrequenz der Zellteilungsrate zu verlangsamen und den Zinkstoffwechsel zu stabilisieren. Zink ist mitverantwortlich für den Erhalt einer intakten Immunabwehr. Man sagt dem Progesteron auch eine

Wirkung als 5-alpha-Reduktasehemmer nach, was unser allerhöchstes Interesse für seinen Einsatz beim Mann erwecken sollte!

Warum, so sollten wir uns fragen, wird dieses Hormon nicht schon längst in der Behandlung des männlichen Klimakteriums eingesetzt?

Alle oben beschriebenen Vorteile sind für den Mann von ebenso entscheidender Bedeutung! Der Einsatz von Progesteron als Östrogenantagonist und Hormon mit eigenem wichtigem Wirkungsprofil, müsste die Östrogenbehandlung des Mannes entscheidend verbessern können.

Die einzige dazu notwendige Voraussetzung ist allerdings, dass man einen physiologischen Progesteronspiegel beim Mann nachweisen kann. Und getreu nach dem Motto des oben zitierten englischen Philosophen und Poeten, Alexander Pope (1733), könnten wir dann von der Voraussetzung ausgehen: „Whatever is, is good!" und dieses wichtige Hormon auch in die Behandlung des Mannes integrieren.

Die Literatur schweigt sich zu einem physiologischen, männlichen Progesteronspiegel aus. So war dann schon wieder einmal Pionierarbeit zu leisten.

Was verspreche ich mir von der Substitution eines erniedrigten Progesteronspiegels beim Mann?

Sie ist die logische Konsequenz aus den oben beschriebenen Vorteilen!

Es eröffnet sich eine verlockende Möglichkeit, die Wirkung des Progesterons als natürlichem 5-alpha-Reduktasehemmer zur Risikoverminderung eines Prostata-Adenoms – ja sogar vielleicht eines Prostatakarzinoms – auszunutzen. Durch den Einsatz von Progesteron wäre sogar auch das Prinzip einer bipolaren Behandlung im Sinne eines Yin/Yang-Ausgleichs sichergestellt. Diese Ergänzung müsste eine Östrogensubstitution nicht nur entscheidend verbessern, sondern auch für die Langzeitanwendung noch „sicherer" machen.

Ich beschreite mit meinen Patienten (mich eingeschlossen!) diesen neuen Weg seit gut einem halben Jahr. Zwei Jahre lang habe ich zuvor Erfahrungen bei Männern mit der Verordnung des synthetischen Progesterons „Norethisteronacetat" gesammelt.

Ernst zu nehmende Nebenwirkungen unter der Anwendung natürlichen Progesterons sind bislang nicht aufgetreten und sind auch nicht zu erwarten, wenn wir an die lange Zeit einer Evolutionsselektion denken, in der dieses Hormon auch beim Mann bereits „ausgetestet" wurde.

Der Bonus für den betroffenen Patienten liegt in der oben beschriebenen prophylaktischen Wirkung des Progesterons und der Stimulierung der ja auch im männlichen Körper zahlreich vorhandenen Progesteronrezeptoren in den Organen wie z.B. Gehirn, Gefäßwände und Knochen. Und da ich bislang bei <u>jedem Mann</u> einen Progesteronspiegel nachweisen konnte, vertrauen wir der Evolution:

Was da ist, ist gut!

Zitat Ende.

Die Bedeutung von Vitamin D im Rahmen einer Hormonsubstitution

Nach einem Vortrag von Herrn Prof. Jörg Spitz in Barcelona im September 2011 und einem persönlichem Kontakt zu ihm, bin ich zu der Überzeugung gelangt, dass das Vitamin D eine äußerst sinnvolle Ergänzung meines Therapiekonzeptes in der Methode Rimkus® auch für Männer darstellt.

Das ergibt sich aus der Tatsache, dass es sich beim Vitamin D nicht wirklich um ein „Vitamin" handelt, sondern um eine Steroidhormon, welches genau wie das Östradiol und das Progesteron direkten Zugang zum Zellkern hat und somit bei wesentlichen Steuerungsmechanismen, wie z. B. der Transkription der Gene, mit verantwortlich ist. Das muss dann zukünftig, wenn man das Wirkungsspektrum des „Sonnenhormons", wie Herr Professor Spitz das Vitamin D gern bezeichnet, den protektiven und therapeutischen Wert der Rimkus Kapsel® noch entscheidend verbessern können.

Vitamin D, das „Sonnenhormon" ist ein Schutzhormon für:
- Zuckerkrankheit (Diabetes mellitus)
- Bluthochdruck (Hypertonie)
- Gefäßverkalkung (Arteriosklerose)
- MS (Multiple Sklerose)
- Autoimmunerkrankungen (Rheuma und Hashimoto)
- Knochenabbau (Osteoporose, Rachitis)
- Brust- und Prostatakrebs
- Infektionen
- einige Hauterkrankungen

Symptome, die ein Hinweis auf einen Vit. D Mangel sein können:
- ständig matt
- Pollenallergie
- Heuschnupfen
- Fließschnupfen
- Kreislaufprobleme
- Schwindel
- Übelkeit unter Belastung
- Unsicherheit auf den Beinen
- Osteoporose
- Spontan-Frakturen

- Knochenbrüche
- Trümmerbruch
- Wirbelkörperfraktur
- Herzmuskelschwäche

Quelle: Buch Prof. Spitz („Vitamin D") und **www.vitamindelta.de**

Aus gut ersichtlichem Grund habe ich dann zusätzlich zur Rimkus® Kapsel seit Anfang November 2011 die Rimkus®-Kapsel N in Zusammenarbeit mit Herrn Cornelius von der Struwwelpeter Apotheke entwickelt. Selbstverständlich kann die Rimkus®-Kapsel auch ohne den Zusatz mit Vitamin D verordnet werden.

Die zusätzliche Dosis pro Kapsel beträgt 1000 IE Vitamin D (Cholecalciferol). Diese Dosis reicht, um einen ausreichenden Spiegel dieses Hormons zu erhalten, wenn die Patienten zuvor auf ein mittleres Niveau ihres Serumspiegels angehoben worden sind. Selbst wenn inzwischen optimale Spiegel erreicht sind, kann die fortlaufende Zufuhr von 2x 1000 Einheiten als Tagesdosis nach der Diskussion mit Herrn Professor Spitz nicht zu schädlichen Überdosierungen führen. Der Körper legt sich gern einen Vorrat dieses Hormons im Fettgewebe an.

In der Regel findet man bei Messung des 25-OH- Cholecalciferol (Vit. D) – Spiegels einen Wert von deutlich unter 30 ng/ml. In diesen Fällen sollte der Spiegel rasch auf ein therapeutisches Niveau gehoben werden. Dazu eignet sich die Verordnung von z.B. 1 OP Vigantol Öl a 200.000 I.E. Vit. D. Hiervon nimmt der Patient 2x täglich 15 Tropfen (= circa 10.000 I.E.) bis das kleine Fläschchen leer ist. Ebenso können Kapsel mit z.B. Dekristol (20.000 IE) zum schnellen Aufsättigen verwendet werden.

Ab der Aufsättigung auf einen Wert um die 50 ng/ml kann auf eine Erhaltungsdosis von 2x 1000 I.E (wie in der neuen Kapsel enthalten!) übergegangen werden. Langfristig sollte der Wert aber kontrolliert werden, ob der therapeutische Bereich auch gehalten werden konnte. Ansonsten wird mit Vigantol Öl nachdosiert.

Man rechnet im Durchschnitt mit einer Zufuhr von 10.000 Einheiten Vitamin D um den Serumspiegel um 1 ng/ml anzuheben.

Leider liefern die Laboratorien die Messwerte für Cholecalciferol in zwei unterschiedlichen Einheiten aus. Die gängigste Dimension ist die Angabe in ng/ml. Leider werden Sie von manchen Laboren aber die Angabe in nmol/l erhalten und dann bei Nichtbeachtung dieser Unterschiede leicht zu einer falschen Beurteilung kommen. So

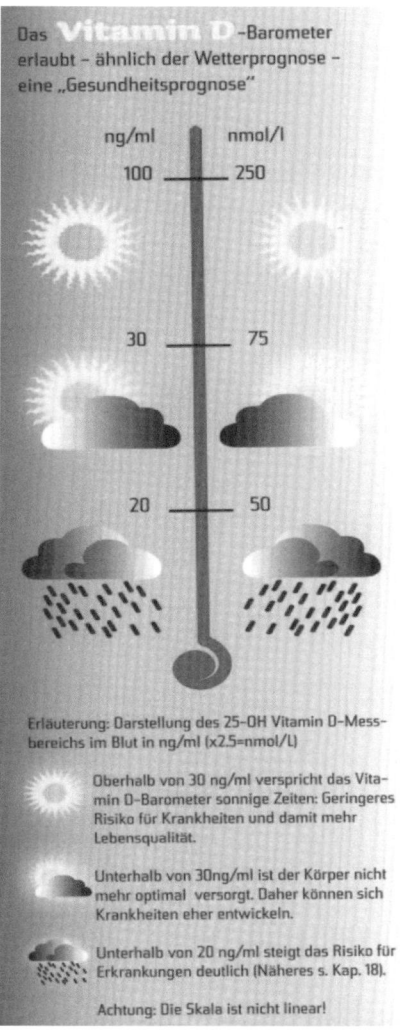

Quelle: „Vitamin D", Prof. Dr. J. Spitz
und : „Krebszellen mögen keine Sonne"

wäre ein Wert von z.B. 30 ng/ml ein unterer Basiswert, von wo aus eine Aufsättigung noch nach oben bis zu 100 ng/ml erfolgen könnte. In der anderen Dimension wären das dann der Bereich von 75 nmol/l bis 250 nmol/l. Also Vorsicht!

Eine hervorragende Hilfe, die Messwerte für die Bestimmung von Vitamin D richtig zu beurteilen, ist das in dem umfassende Buch über Vitamin D von Herrn Professor Spitz gezeigte" Vitamin-D-Barometer. Mit dieser Hilfe können Sie mit einem Blick die Werte in der entsprechenden Dimension in ihrer Relation zu den erwünschten therapeutischen Spiegeln einordnen.

I. Teil – Die Bedeutung von Vitamin D im Rahmen einer Hormonsubstitution

Therapie eines Hormondefizits mit naturidentischen Hormonen

Ich habe zu Beginn meiner Forschungen eine allgemein gebräuchliche „Östrogenkombination" nach der anderen regelrecht „ausprobiert". Dieses war in der Tat die kritischste Phase meiner wissenschaftlichen Bemühungen, weil sich ein Misserfolg an den anderen reihte und die Zahl von unerwünschten Nebenwirkungen bedrohlich wuchs! Gottlob war ich damals mein erster und auch einziger Patient!

So waren es z. B. Industriezubereitungen mit equinen „Östrogenen" aus dem Harn trächtiger Stuten) sog. konjugierte, „natürliche Östrogene"), die in der Anwendung leider wirkungslos blieben. Sie produzierten sogar recht bald unangenehme Nebenwirkungen! Ich hätte ansonsten eigentlich die feinen Abstufungen, die es bei diesen Präparaten gibt, gern in meiner Männerbeobachtung verwendet. Es war nicht möglich, messbare Verbesserungen in den E2-Spiegeln zu erreichen! (Genau dieselbe Situation hatte ich auch bei meinen gynäkologischen Patientinnen vorgefunden!)

Schon nach relativ kurzer Zeit musste ich statt der versprochenen Wirkung aber nur gravierende Nebenwirkungen beobachten, die mich zum sofortigen Absetzten der Medikation veranlassten! Ich unterlag damals noch selber der allgemeinen „Erziehung" von uns Ärzten, denen solche Zubereitungen als „Östrogen" für die Anwendung von unseren universitären Vorbildern auch im Jahr 2014 noch für Frauen in den Wechseljahren empfohlen werden.

Einzig und allein bei der Verwendung **von mikronisiertem und wirklich natürlichem (!!) Östradiol konnte ich bei mei**nen weiteren Forschungen einen Substitutionserfolg klinisch und messtechnisch überraschend schnell erzielen! Das war dann der entscheidende Durchbruch! Meine diesbezüglichen Anfangserfahrungen habe ich noch mit Estradiol-Hemi-Hydrat (Estrifam®) gemacht, welches ich aber in letzter Zeit auch nicht mehr verwende. Uns stehen inzwischen hervorragende Zubereitungen aus der Apotheke zur Verfügung, die dann den missverständlichen und verunsichernden „Waschzettel" auch nicht mehr nötig haben!

(s. unter „Bezugsquellen" in www.rimkus.info und www.hormonnetzwerk.de) Aus rechtlichen Gründen darf ich Ihnen im Leitfaden die Adressen der lizenzierten Apotheken nicht benennen.

Erfahrungsgemäß sind Männer natürlich auch zu Recht sehr verunsichert, wenn Sie alle Symptome,

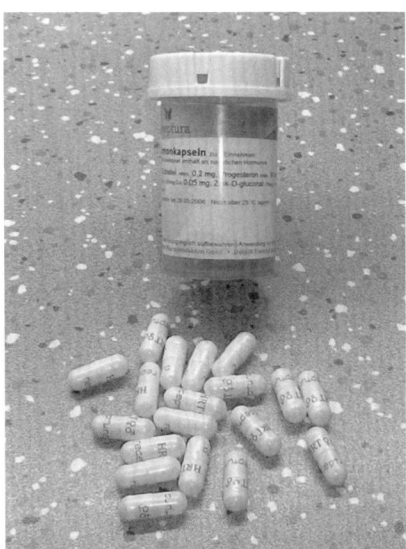

Abb. 7: Die „RIMKUS - Kapseln", wie sie von fachkundigen Apothekern gefertigt werden.

die eine Indikation zur Aufnahme ihrer hormonellen Behandlung waren, im Begleitzettel aber als Kontraindikationen aufgelistet finden. Sie würden nach diesen Warnungen auf dem Begleitzettel dann als behandelnde Ärztin oder behandelnder Arzt demnach sich mit dem Vorwurf belasten, trotz aller Warnungen eine Behandlung mit angeblich hohem Risiko eingeleitet zu haben. Dass dieses dann natürlich nicht der Fall wäre, weil sich die Warnungen, wie Sie inzwischen wissen, ja nur auf eine Verwendung der synthetischen Hormonplagiate beziehen. Das aber kann ihr Patient nicht immer selber richtig abschätzen und die Sie umgebenden Kolleginnen und Kollegen höchstwahrscheinlich schon gar nicht! Warum sich aber die dänische Firma genötigt sieht, ihr Präparat Estrifam® mit einen nicht zutreffenden Beipackzettel zu versehen, kann nur sie selber beantworten.

Es ist daher für die Compliance mit ihren Patienten und für die Absicherung ihres eigenen Handelns sehr zu begrüßen, dass Ihnen nun in der Rimkus®-Kapsel, bzw. der Rimkus®-Kapsel N Hormonzubereitungen zur Verfügung stehen, die ohne den sonst üblichen Beipackzettel, wie ich schon erläutert habe, an Ihre Patienten ausgeliefert werden.

Da es sich ja um humanidentische Hormone handelt, die seit Jahrmillionen im menschlichen Körper vorhanden sind, ist es nach dem Gesetz daher nicht notwendig, diesen ja ansonsten üblichen „Waschzettel" den Kapseln beizufügen. In den von mir in enger Zusammenarbeit mit Herrn Apotheker Peter Cornelius aus der Receptura Apotheke in Frankfurt entwickelten Kapseln sind die Hormone in sehr feiner Mikronisierung enthalten und als fettlösliche Steroidhormone, auch in Kombination mit dem Steroidhormon Vitamin D, bereits in Olivenöl gelöst. Das begünstigt eine sehr gute Resorption bei oraler Anwendung.

Vielleicht noch ein Wort zum Markenschutz der Rimkus®-Kapseln

Immer wieder erlebe ich, dass fälschlicherweise angenommen wird, dass es sich bei diesen Kapseln um ein gängiges Präparat handelt, welches nun von mir -nicht ohne Eigennutzbeworben wird. Da alle in den Rimkus Kapseln enthaltenen Bestandteile aus der Natur stammen, ist die Kapsel insgesamt nicht patentierbar, sondern hat lediglich ehrenhalber in der von mir erforschten Kombination einen Markenschutz erhalten. Grundsätzlich kann sich also jeder Apotheke auf der Welt bei mir um Aufnahme in die Liste der lizenzierten Hersteller bewerben. Nach einem aufwändigen Prüfverfahren, das bislang die meisten der nachfragenden Apotheken dann doch veranlasst hat, ihre Bewerbung wieder zurückzuziehen, prüfe ich an Testpersonen und mir persönlich die Qualität einer neuen Apotheke im Vergleich zu den bisher in hoher Qualität gefertigten Kapseln der bisherigen Anbieter, bevor ich eine neue Lizenz vergebe.

Ich möchte auch nicht unerwähnt lassen, das die Hormonkapseln ja dann auch eine höchst individuelle Zusammenstellung der einzelnen Bestandteile sind. Unsere bisherigen Apotheken berichten, dass sie über fast 100 Variationen in der Zusammensetzung der Rimkus Kapsel verfügen.

Die Rimkus®-Kapsel existiert also gar nicht, sondern sie kann in höchst individueller Vielfältigkeit gefertigt werden.

Der Markenschutz soll lediglich ein Schutz sein, dass qualitativ minderwertige Hormonkapseln von geschäftüchtigen Anbietern in den Handel kommen, die dann meine Methode schnell in Verruf bringen könnten.

Der Weg von der oralen Aufnahme der Hormone bis zu den Rezeptoren im Zellkern

Der physiologische Weg der Hormondrüsen, ihr Endprodukt in den Körper abzugeben, geht nicht primär über die Blutbahn – was sogar viele „Hormonexperten" glauben –, sondern über den Lymphweg.

So erreicht der Körper, dass die Wirksubstanz zuerst den Körper durchflutet, weil das große Lymphgefäß (Ductus thoracicus = Milchgang) bekanntlich im linken Venenwinkel in Höhe der Pleurakuppel in das venöse System einmündet und von dort aus weiter vom Herzen in den arteriellen Kreislauf gepumpt wird. Erst auf dem venösen Rückweg passiert dann die nicht mehr benötigte Hormonmenge die Leber, wo die Moleküle zur Ausscheidung im Urin in Metabolite aufgespalten werden.

Werden nun bioidentische Hormone, in Olivenöl gelöst, oral verabfolgt, so werden diese bereits im Magen und oberen Dünndarm, zusammen mit dem Fett der Nahrung, im Chylus gelöst und mit der Lymphe ebenso via Ductus thoracicus zum Herzen transportiert. Sie gehen dann also den gleichen Weg, wie sie es auch physiologisch im menschlichen Körper tun, nur ist der Startpunkt nicht eine Hormondrüse, sondern der Mund.

Es findet also mit bioidentischen Hormonen – im Gegensatz zu der publizierten Lehrmeinung - keine primäre Leberpassage statt! Somit hat auch die Empfehlung, statt der oralen Behandlung besser ein Hormonpflaster zu wählen keine Bedeutung.

Wir sollten unseren Vorbildern auch nicht glauben, dass ein Hormonmolekül, welches über die Haut (transdermal) in die Blutbahn gelangt ist, eine andere Wirksamkeit am Rezeptor entfaltet, als ein Hormon, das oral aufgenommen wurde. Wenn es sich um gleiche Molekülstrukturen handelt, dann wird auch die Wirkung am Rezeptor identisch sein müssen. Die Bevorzugung einer transdermalen Anwendung von Steroidhormonen sollten Sie dann lediglich als eine Werbekampagne unserer universitären Wissenschaftler ansehen.

Sie entbehrt jeglicher wissenschaftlicher Logik!

Gelänge Östradiol, Progesteron oder Vitamin D physiologisch vom Darm aus primär in den entero-hepatischen Kreislauf mit den übrigen Verdauungsprodukten, würde bei dieser ersten Leberpassage bereits ein Großteil der Hormone abgebaut werden, bevor sie auch nur einmal den Körper durchflutet hätten.

Und wenn das dann wirklich so wäre, wie es unsere Forscher behaupten, dass bei oraler Hormoneinnahme die Leber sofort die zugeführten Hormone zur Ausscheidung bringen würde, dann könnten wir nicht bereits nach 2 Stunden einer oral eingenommenen Hormonkapsel einen deutlichen Anstieg der Hormonwerte im Blut messen und hätten auch nicht die bewegenden Therapieerfolge!

Der von unseren universitären Forschern prophezeite „first-pass-Effekt" fettlöslicher Hormone bei oraler Anwendung wäre dann ein direkter Weg von der Aufnahme in die Ausscheidung. („First-WC-Effekt!"…) Das wäre dann ein böser Schildbürgerstreich der Evolution!

Dieses Schicksal erleiden im Wesentlichen aber alle oral zugeführten Hormonplagiate. Sie sind damit zu fast wirkungslosen oder nebenwirkungsbeladenen Substanzen degradiert, die durch ihre Anwesenheit beim Durchströmen der Leber, diese auch in ihrem filigranen Gefäßsystem schädigen.

Evidenzbasierte Studien werden in der Regel ohne Angabe des verwendeten Östrogentyps, ohne Nennung messtechnischer Eingangskriterien (z. B. primäre Serumspiegel!) und ebenso ohne Angabe angestrebter therapeutischer Spiegel gemacht.

Manchmal fehlen sogar Dosisangaben. Es reicht dann für die Autoren der Studien, wenn sie erwähnen, dass ihre Probanden z.B. „Östrogene" erhalten haben…???! Schauen Sie sich ruhig einmal solche Veröffentlichungen unter diesen Gesichtspunkten an, Sie werden staunen! Man sucht in allen Fällen z. B. nach Wirkspiegeln, ab denen man von einer ausreichenden Substitutionsdosis ausgegangen wurde. Oft finden sich in Studien auch nur eine Angabe über die verwendete Tagesdosis.

Mit den Synthetika lassen sich aber mit den gängigen Messverfahren keine nachweisbaren Wirkspiegel nachweisen.

Sie werden also keinerlei Veränderung an den desolaten Hormonspiegeln ihrer Patienten feststellen können, wenn zum Beispiel ein synthetisches Testosteron eingesetzt wird.

Aus all dem oben Gesagten ergibt sich dann zwangsläufig von mir die ausdrückliche Warnung, sogar mein Verbot(!), für individuelle Heilversuche nach der „Methode

RIMKUS®", andere, als von mir empfohlene Zubereitungen zu verwenden! Sie würden damit sofort die Geborgenheit meiner Erfahrungen und Empfehlungen verlassen!

Sie ersparen Ihren Patienten eine ausbleibende Wirkung und z. T. schwere Nebenwirkungen. Und sich selbst herbe Enttäuschungen!

Merke!

Die Anwendung unwirksamer oder gar gesundheitsschädlicher Östradiolverbindungen oder synthetischer Progesterone (= Gestagene =Progestine) ist nach meiner Überzeugung eine Einbahnstraße in einen Therapiemisserfolg und führt zu gravierenden Nebenwirkungen! Darüber gibt es inzwischen genügend Literatur!

Therapiemanagement bei entsprechendem Beschwerdenprofil und nachgewiesenem Hormonmangel

Zunächst einmal orientieren Sie sich an Hand des ausgefüllten Beschwerdenbogens, ob Ihr Patient verlässliche Zeichen eines Östrogen- und/oder Progesteronmangels, sowie Zeichen einer Vitamin D Unterversorgung aufweist. Die unten aufgeführte Zusammenstellung der Symptome kann eine sehr gute Entscheidungshilfe sein. Auf dem später abgebildeten Beschwerdenbogen kann der Patient Punkte vergeben und den Schweregrad seines Leidens damit gut markieren und für sich selber werten, wie ich oben schon ausgeführt habe.

Die folgende Aufstellung kann Ihnen einen ersten Hinweis dafür geben, welche Beschwerden möglicherweise durch einen **reinen Progesteronmangel** bedingt sind:

- Abendliche Ödeme
- Oberflächlicher Schlaf, traumlos

Das klinische Bild des Klimakteriums von Mann und Frau

- **Hitzewallungen**
- **Schweissausbrüche**
- **Depressionen**
- **Leistungsknick**
- **Schlafstörungen**
- **Störungen der Libido**
- **Erektile Dysfunktion**
- **Gedächtnisschwund**
- **Kopfschmerzen**
- **Angina pectoris**
- **Haarverlust (Kopf)**
- **Fettsucht**
- **Dyspnoe**
- **Atrophie der Haut**
- **Sehstörungen**
- **Osteoporose**

- Hypertonie
- Libidoverminderung
- Schnarchen (?)
- „fragile" Psyche
- Gelenk- und Sehnenschmerzen (Schulter-Arm-Syndrom)
- Neu aufgetretene Neigung zu Allergien
- Psoriasis
- Neurodermitis
- entgleister Diabetes/Altersdiabetes
- Nachtblindheit
- Kraftlosigkeit bei sportlichen Aktivitäten
- Haarausfall und Haarstrukturstörungen
- Neigung zu Pilzinfektionen
- Kopfschmerzen

Besteht bei einem Patienten vom klinischen Bild her der Verdacht auf einen Hormonmangel, dann erfolgt die orientierende Analyse. Dabei bestimmt man in der Regel nur:

17-beta-Östradiol, Progesteron, Vitamin-D, Testosteron und, trotz einer sehr konträr geführten Diskussion über dessen Wertigkeit, auch PSA.

Auf die übliche seitenlange Laboranalytik, die von den Labors selber und den Anti-Aging-Gesellschaften in der Regel empfohlen wird, kann in diesem Zusammenhang verzichtet werden. Das wird den betroffenen Mann, der ja diese Maßnahmen häufig aus eigener Tasche bezahlen muss, sehr freuen!

Hier die Zusammenstellung der Idealbereiche für die Hormone Östradiol und Progesteron, die Sie als Leitlinien zur Therapie unter dem Vorbehalt der oben geschilderten Messproblematik hervorragend verwenden können:

Alle hier aufgelisteten Hormonwerte sind Messungen aus dem

Idealbereiche zur Therapie

Frauen:
- Östradiol: 120-180 pg/ml
- FSH: 15-30 I.E.
- Progesteron 10-30 ng/ml
- Cholecalciferol (Vit-D) 30-100 ng/ml

Männer:
- **Östradiol: 30 - 60 pg/ml**
- **Progesteron 3-10 ng/ml**
- **Cholecalciferol (Vit-D) 30-100 ng/ml**

Blutserum und spiegeln somit den Gesamthormonanteil wieder.

Versuchen Sie bitte nicht, diese Werte irgendwie mit den im Speichel gemessenen Ergebnissen in Einklang zu bringen. Wie ich schon ausgeführt habe, ist dieses von der Methode her nicht möglich. Es kann keine „Übersetzungstabelle" der Werte aus dem Blut in die Speichelwerte geben! Daher ist es müßig, mir von Ihnen ermittelte Speichelwerte zur Mitbeurteilung zu senden. Ich werde Sie mit der Beurteilung allein lassen müssen!

Interessehalber habe ich zum Vergleich auch die Idealbereiche für Frauen mit aufgeführt. Sie können spätestens jetzt die enormen Unterschiede der Serumspiegel (mit den daraus sich ergebenen therapeutischen Konsequenzen!!) erkennen.

Spricht das klinische Bild für einen Hormonmangel und liegt ein Patient deutlich unterhalb dieser Idealbereiche, dann wird nach der vorherigen klinischen Basisuntersuchung des Mannes (zum Ausschluss eines vielleicht schon bestehenden Prostatakarzinoms oder operationsbedürftigen Adenoms) ein Therapieversuch (**individueller Heilversuch**) gestartet.

Es kann durchaus sein, dass ein Mann nur Defizite eines einzigen Hormons aufweist. Und so wäre dann selbstverständlich eine Östrogen- oder Progesteron-**Monotherapie** die logische Konsequenz. Wo kein Bedarf ist, wird auch nicht substituiert!

In der Anfangsphase werden die Serumspiegel relativ kurzfristig (alle 6 – 8 Wochen) kontrolliert, um notwendig gewordene Dosisanpssungen einleiten zu können und auch, um den Patienten damit gut unter Kontrolle zu haben. Der häufig von seinem Umfeld sehr verunsicherte Patient muss anfangs viele Ängste und Warnhinweise bei sich abbauen, die seine Compliance stark belasten.

Vergessen Sie nicht:
Wissen ist Macht aber Unwissenheit erzeugt Angst!

In der ersten Phase einer Behandlung, in der sicher noch nicht gleich „über Nacht" gravierende Therapieerfolge zu verspüren sind, fehlt oft noch die Motivation zum Weitermachen. Wenn nicht gleich in kürzester Zeit Erfolge zu registrieren waren, haben wir viele „Aussteiger" erlebt, die schon nach der dritten (!) Kapsel aufgegeben haben, weil z. B. bei einer totalen Glatze noch kein kräftiges Haarwachstum zu beobachten war…

I. Teil – Therapiemanagement bei entsprechendem Beschwerdenprofil und nachgewiesenem Hormonmangel

Oft waren es die von „wohlwollenden" Kollegen prophezeite Nebenwirkungen – oder die Kenntnis über die zweifelhaften „Erfolge" der Gynäkologen bei einer Hormonbehandlung, die sehr rasch eine Menge von grotesken Nebenwir- kungen verursachten. Es ist schon erstaunlich, wie (nicht nur) Männer auf Verunsicherungen reagieren! Denken Sie bitte auch daran, wenn Sie Ihre Männer betreuen!

Wir sollten solche Männer auf keine Fall zu ihrem Glück überreden oder irgendwelchen Druck auf sie machen! Erstens bleiben noch genügend Männer übrig, denen man helfen kann und zweitens ist die Methode noch zu jung, um sie schon so weit etabliert zu haben, dass sich die Erfolge von Mann zu Mann in ausreichender Zahl herumgesprochen haben, um eine negative Beeinflussung des Patienten zu erschweren.

Ich habe der besonderen Problematik von Männern in der Hormonsprechstunde im späteren Verlauf noch ein gesondertes Kapitel gewidmet.

Es hat sich bewährt, auch bei der Durchführung einer Monotherapie **immer beide Hormone** mit zu **kontrollieren**, um den Zeitpunkt nicht zu verpassen, wo auch dort ein Defizit auftaucht und substituiert werden muss.

Manchmal kann es sinnvoll sein, bei noch grenzwertig normalem E2 Spiegel (Östradiol) trotzdem eine kleine „Stützmenge" von z.B. 0,15 mg Östradiol pro Kapsel zu rezeptieren, um einen oft zu beobachteten leichten Abfall des körpereigenen Östradiols nach Start einer reinen Progesteronbehandlung entgegen zu wirken. Denken Sie auch bitte an die nicht so exakte Messung dieser sehr niedrigen Hormonspiegel! (s. oben)

Erfahrungsgemäß dauert die Einstellungsphase bis zu stabilen Serum- spiegeln und einer ausgeglichenen therapeutischen Situation etwa 1/2 bis 1 Jahr.

Danach können die Hormonkontrollen von 3 auf 6 Monate gestreckt werden, wenn das klinische Bild es erlaubt.. Bei gut eingestellten Patienten und entsprechendem dem klinischen Bild reichen dann später Kontrollen der Serumspiegel in jährlichen Abständen aus.

Aber mit den ersten klinischen Erfolgen bei Erreichen der Idealbereiche kann durchaus schon in den ersten 3 Monaten gerechnet werden. Sind nach einem halbem Jahr – trotz idealer Hormonwerte – keine Erfolge eingetrteten, können die Bemühungen abgebrochen werden. Dann lagen Sie mit Ihrer Vermutung, dass ein Hormonmangel Schuld an der klinischen Problematik war, leider falsch. Auch damit müssen unsere Patienten (und wir) nun einmal leben können! – Oder stellen Sie bei Ihrer sonstigen ärztlichen Arbeit etwa immer gleich primär die richtigen Diagnosen?...

Es gibt Lebenssituationen, die einen Mann sehr tief herunter ziehen – auch in Folge damit seine Hormone! Aber die primäre Ursache war dann vielleicht die Scheidung oder Verlust der beruflicher Bedeutung. Es können aber auch Situationen, wie gesellschaftliche Degradierung, Arbeitslosigkeit, finanzielle Notsituationen oder innerfamiliäre Probleme dahinter stecken, die dann selbstverständlich nicht einer hormonellen Therapie zugänglich sind. Die Liste der Möglichkeiten ist bekanntlich sehr lang.

Es wird sicher jedem schnell klar sein, dass hier eine Hormonkapsel – selbst bei einem Hormondefizit – nicht die wahren Ursachen beheben kann!

Aber genau **das** möchte oft der Patient, weil er die wahren Gründe seiner körperlichen und seelischen Situation sogar vor sich selber bislang gut verdrängen konnte.

Hinweise auf Dosierungen, die einen Hormonmangel beheben können

Mit folgenden Dosierungen können Sie die Idealbereiche erreichen. Denken Sie aber bitte stets daran, dass die Resorptionsqualität und die Umsetzung eines von außen initiierten Serumspiegels eine höchst individuelle Angelegenheit ist. Daher ist es an dieser Stelle mir auch leider nicht möglich, Ihnen so einfache Dosisschemata wie „drei mal täglich eine Tablette…" an die Hand zu geben. Die individuelle Start- und Erhaltungsdosis zu finden, ist ein Eckpfeiler des ärztlichen Gespürs oder – wenn Sie so wollen – der ärztlichen Kunst. Und das ist dann genau so, wie es auch im Geschick eines Arztes liegt, z.B. ein guter oder eben nur ein mittelmäßiger Diabetologe zu sein.

Mittlere Tagesdosen

(Diese sollten stets mit einer Tagesration von 2x 35 mg Zinkglukonat und 02x 0,5 mg Kupferglukonat kombiniert werden.

Frauen

Natürliches Östradiol
2x 0,5 bis 2x 1,0 mg / die

Natürliches Progesteron
2x 50 bis 2x 100 mg / die

Männer

Natürliches Östradiol
2x 0,15 bis 2x 0,25 mg / die

Natürliches Progesteron
2x 50 bis (max.) 2x 100 mg / die

Es ist selbstverständlich nicht notwendig, immer die oben empfohlene Dosierung anzuwenden. Liegen die E2-Werte z. B. noch nahe am unteren Idealbereichs, also für Estradiol nahe bei 30 pg/ml – so ist es oftmals ausreichend, nur abends eine kleine Menge (0,15 mg) Östradiol oder auch nur Progesteron zu geben,. In dem Fall müsste man aber den Patienten zwei verschiedene Kapseln rezeptieren.

I. Teil – Therapiemanagement bei entsprechendem Beschwerdenprofil und nachgewiesenem Hormonmangel

Auch hier habe ich Ihnen zum Vergleich die Tagesdosen von Frauen mit dargestellt. Sie sehen, dass die erheblich niedrigeren Serumspiegel der Männer logischerweise auch erheblich geringere Dosierungen nach sich ziehen. Die Ausnahme bildet das Progesteron. (Aus Gründen, die ich im Kapitel „Probleme bei der Erforschung der männlichen Östradiol- und Progesteronspiegel" dargelegt habe.)

Wie bei den Frauen, so empfehle ich auch bei der Männertherapie ein vorsichtiges "Einschleichen" in die Therapie. Das bedeutet, dass in Fällen, wo es das klinische Bild erlaubt, mit den untersten von mir empfohlenen Hormondosen gestartet werden sollte.

Eine Ausnahme von dieser Empfehlung könnte sein, dass der betreffende Patient über starke Beschwerden im Sinne einer Angina Pectoris klagt, oder bei dem so starke Depressionen bestehen, dass Sie eine Suizidgefahr erkennen. Bestehen solche Alarmzeichen, so würde ich immer gleich mit einer höheren Hormondosis starten.

*

In der folgenden Zusammenstellung finden Sie zur Erleichterung Ihrer Arbeit einmal die Ihnen schon bekannten Idealbereiche von Serumspiegeln, die anzustreben sind.

Ich habe aber auch Bereiche, die als **„ausreichend"** angesehen werden können hier zusätzlich mit aufgeführt.

Nämlich immer dann, wenn es einem Patienten „rundum" gut geht und sein Hormonspiegel trotzdem noch nicht optimal nach meinen Vorgaben erscheint, kann der Mann aber durchaus in diesem „ausreichenden Bereich" belassen werden. Ich erwähnte ja schon die Verpflichtung, dem klinischen Bild erste Priorität einzuräumen und einer individuellen Betreuung den Vorrang zu geben.

„Ausreichend" bedeutet demnach, dass ein Mann, der sich in diesem Bereich aufhält, aber über keine Beschwerden mehr klagt, nicht unbedingt in den optimalen (höheren) Bereich hinein „gezwungen" werden muss! – (Wir kennen ja auch leider nicht den individuellen Hormonwert aus seiner Jugend!)

*

Tabellarische Übersicht über die Ideal- und Minimalbereiche von Serumspiegeln und Dosierungen

Serumspiegel:
Östradiol:
optimal: 30 – 60 pg/ml
ausreichend: 28 – 45 pg/ml

Progesteron:
optimal: 4 – 10 ng/ml
ausreichend: 2 – 6ng/ml

Ich erinnere nochmals:

Die Rimkus®-Kapseln sollten stets mit 35 mg Zinkglukonat und 0,05 mg Kupferglukonat kombiniert werden, um u.a. die Fermentaktivität zu stimulieren!

Zink und Kupfer sind essentiell wichtige Spurenelemente im menschlichen Körper, so dass es also sicher nicht schaden kann, wenn wir davon täglich wenigstens eine winzige Menge dem Körper zuführen.

Außerdem ist z.B. Zink an über 1000 Fermentaktivitäten beteiligt!

Die Substitution mit Progesteron macht es ja erst möglich, dass Kupfer und Zink in den Körper eines alternden Menschen auch wieder aufgenommen werden können. (S.: Die biologischen Wirkungen des Progesteron)

Ein überraschender – aber dann doch erklärbarer – Nebeneffekt der Kupfersubstitution war z.B. meine Beobachtung, dass unsere Patienten wieder schneller in der Sonne bräunten. Das ist sicher ein nicht nur ungewollt auftretender kosmetischer Aspekt. Viel wichtiger ist die Tatsache, dass Kupfer die Melano-zyten stimuliert und es denen dann überhaupt erst möglich macht, den braunen Farbstoff zu produzieren, der dann die äußerlich erkennbare Braunfärbung der Haut macht. Noch viel wichtiger als der kosmetische Effekt ist die Tatsache, dass damit der alternden Haut wieder die ehemalige jugendliche „Sonnenbrille" aufgesetzt wird und so die Haut nun wieder mehr vor der Gefahr ultravioletter Strahlung geschützt werden kann. Das wäre dann in letzter Konsequenz auch ein Schutz vor dem ja immer häufiger auftretenden Hautkrebs. Vielleicht ist dieser Krebs deshalb immer häufiger zu beobachten, weil es immer mehr alte und unbehandelte Menschen gibt, die ja üblicherweise noch längst nicht alle unter dem Schutz meiner therapeutischen Empfehlungen stehen…??! Die Zeit wird es zeigen, ob meine Hoffnungen bestätigt werden! Die Verwendung der Rimkus®-Kapsel N wird dazu sicherlich noch einen zusätzlichen positiven Effekt mit der in ihr enthaltenen Menge von 1000 I.E. Vitamin D erwarten lassen.

Herkunft der natürlichen Hormone

Bislang habe ich nur davon gesprochen, dass die „Hormone", die in unseren Medizinschränken und in wohlgefälligen Packungen (mit der üblichen Packungsbeilage) schmoren, nicht ohne selbstkritisches Nachdenken verwendet werden sollten. Wo aber soll man als Therapeut nun die naturidentischen Hormone hernehmen, die man sicherlich vergeblich in der „Roten Liste" sucht?

Offenbar ist diese Frage gar nicht so leicht zu beantworten. Die allermeisten Ärztinnen und Ärzte wissen überhaupt nicht, dass es auch diese Sorte Hormone überhaupt gibt und in unseren Forschungszentren scheinen sie gar vollkommen unbekannt zu sein.

Aber so unmöglich, wie man auf den ersten Blick meinen könnte, ist es gar nicht, all unsere Patienten (Männer und Frauen!) in genügender Menge damit zu versorgen. Es besteht nämlich eigentlich gar keine Not, auf ein Ersatzhormon auszuweichen. Insofern könnte man auch ganz anders auf den Hormonskandal in der Gynäkologie reagieren; nämlich, nicht selbige Substanzen eben „etwas vorsichtiger" und nur sehr begrenzt und nur nach strenger Indikation (machen wir Ärzte das nicht immer?)

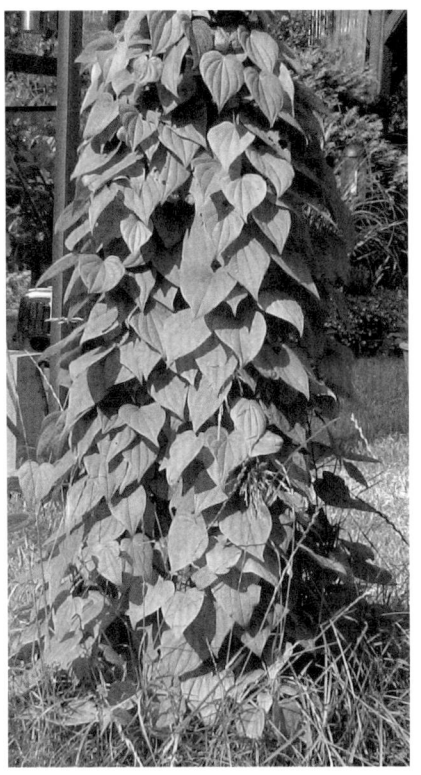

Abb. 9 und 10: *Die eigentlich in Mexiko beheimatete* **wilde Yamswurzel** *in einem Garten in Schleswig-Holstein. Im dritten Jahr des Gedeihens nun auch in voller Blüte!*

einzusetzen. Nein, man könnte ohne Schwierigkeiten die Synthetika umgehend durch Originale ersetzen. Was spricht dem wohl entgegen …??

Grundsätzlich werden die natürlichen Hormone z. B. aus dem Diosgenin gewonnen, welches u. a. im Sud der wilden Yamswurzel gefunden wird. (Auch aus der Sojabohne lässt sich Progesteron gewinnen.) Sowohl die wilde Yamswurzel (Dioscora villosa) als auch Soja können in genügender Menge in Plantagen angebaut werden und ständen für eine Gewinnung von naturidentischen Hormonen als Basispflanzen in großem Rahmen zur Verfügung. Die wilde Yamswurzel würde u. U. sogar in Europa gedeihen, was ein Foto dieser Pflanze im folgenden Bild aus unserem Garten in Norddeutschland an der Ostseeküste belegt. Diese Yamspflanze gedeiht schon seit vielen Jahren als „Versuchsobjekt" in unserem Garten und hat bislang sogar jeden nordischen Winter hervorragend überstanden. (s. Abb. 9 und 10)

Jahr für Jahr blüht sie mit recht unauffälligen Blüten und zeigt uns damit deutlich, dass sie sich in ihrem eher ungewöhnlichen Lebensraum inzwischen doch sehr wohl fühlt. (s. Abb. 10)

Ihre Heimat ist nämlich Mexiko. Dort entdeckte 1943 der amerika-

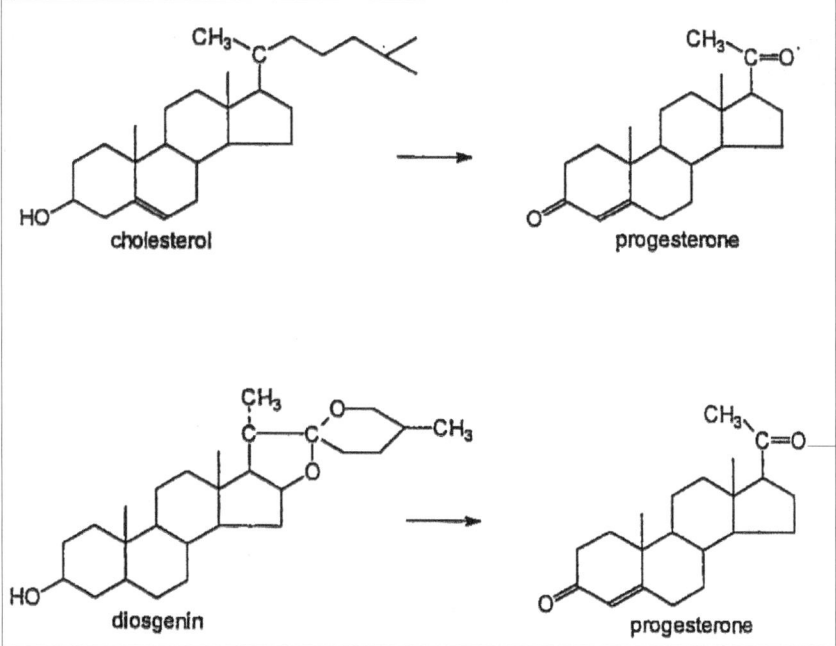

Abb. 11: Oben, Synthese von Progesteron in der NNR – **Unten**, das Endprodukt dieser Synthese ist vom Original nicht zu unterscheiden!

nische Forscher Russel Marker diese Pflanze und das in ihrer Wurzel enthaltene **Diosgenin**.

*

Die folgende Abbildung 11 zeigt, dass der Syntheseschritt in der NNR vom Cholesterol zum Progesteron (über Pregnenolon) verläuft. Bei der Herstellung von bioidentischem Progesteron ist die Grundsubstanz nicht das Cholesterin sondern dass Diosgenin aus dem Sud der wilden Yams Wurzel, wie oben bereits gesagt. Am Ende dieser Synthesekette im biochemischen Labor steht dann das natürliche Progesteron, welches sich in seiner Molekülstruktur nicht mehr vom Original unterscheidet! (sog. Marker Effekt)

Wegen der hier häufig bestehenden Missverständnisse möchte ich jetzt noch einmal klar stellen, dass also **nicht** pulverisierte Yamswurzel für die Substitution nach meiner Methode verwendet wird! Es ist vielmehr das in seiner Molekülstruktur mit dem natürlichen Progesteron, im menschlichen Körper identische Progesteron, welches aus dem Diosgenin dieser Wurzel, für die Therapie verwendet wird

(Genau so, wie man ja auch nicht Zuckerrübenschnitzel, sondern den in einer Fabrik aus Zuckerrübe gewonnenen Zucker in den Tee hinein tut!)

Merke!
Der entscheidende Unterschied zu den Produkten der Industrie ist der, dass die Molekülstruktur bei einer Synthese aus Diosgenin mit dem Original bioidentisch ist! (siehe **Abb. 11**)

Und nun schauen Sie bitte nach unten zu **Abb. 12**!

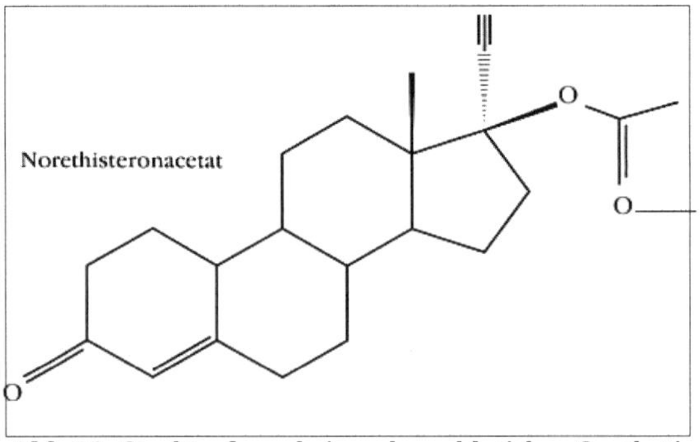

Diese Molekülstruktur synthetischen Progesterons hat nun nichts mehr mit der des natürlichen Progesterons zu tun.

Das über Diosgenin gewonnene Progesteron ist, streng genommen, demnach halbsynthetisches, aber dann doch wieder auch auch na-

Abb. 12: *Strukturformel eines der zahlreichen Synthetika, die als Ersatz für natürliches Progesteron eingesetzt werden. Der Unterschied im Molekülaufbau zum Original springt ins Auge!*

turidentisches Hormon. Es wurde ja schließlich in einem biochemischen Labor und nicht im menschlichen Körper gebildet. Auf diese „Haarspalterei" können wir aber gerne verzichten!

Alle weiteren Syntheseschritte zur Gewinnung der anderen bioidentischen Hormone gehen dann weiter vom Progesteron aus, wie ich es oben (s. Abb. 5) in einem stark vereinfachten Schema dargestellt habe.

Für die Verwendung als Therapeutika werden dann diese naturidentischen (humanidentischen) Hormone nach individueller Verschreibung sehr fein mikronisiert, portioniert und in Olivenöl gelöst in der Rimkus®-Kapsel, zusammen mit Vitamin D und den Mineralien Zink und Kupfer, für die Therapie zur Verfügung gestellt.

Da diese Steroidhormone sehr gut (fast nur!) fettlöslich sind, werden sie in der von mir entwickelten Kapsel („RIMKUS®-Kapsel) bereits in Olivenöl gelöst. So vorbereitet, ist auch nachweislich eine sehr gute Resorption mit dem übrigen Fett im Nahrungsbrei gewährleistet.

Für Progesteron gibt es sogar eine Industriezubereitung.(Utrogest®)

Leider gibt es aber nur Progesteron Kapseln mit 100 mg Inhalt. Damit wird eine individuelle Einstellung unmöglich gemacht.

Die Herstellerfirma sah sich auch genötigt, ihrem Präparat einen Beipackzettel mit einer ganzen Reihe von Warnhinweisen beizufügen, die zu einem Großteil eigentlich Indikationen und nicht Kontraindikationen für eine therapeutischen Nutzung sind.

Wie wollen Sie z. B. einem Depressiven dann klar machen, dass sie ihm mit Progesteron ein natürliches Antidepressivum verordnet haben, wenn er später im Beipackzettel dieses Industriepräparates den Warnhinweis lesen kann, dass dieses Präparat aber Depressionen auslösen kann…??!

Natürliches Progesteron benötigt nämlich eigentlich gar keinen Beipackzettel mit Warnhinweisen. Man könnte es fast in die Reihe der Nahrungsmittelergänzungen einstufen! Wenn Ihr Patient seine individuell gefertigten Hormonkapseln (RIMKUS®-Kapseln) erhält, wird ihm, wie ich schon schrieb, sehr positiv auffallen, dass er vergeblich nach einem Beipackzettel suchen kann! Dieser Umstand wird die Compliance Ihrer Patienten sicherlich fördern und gibt Ihnen eine therapeutische Sicherheit. Es kann dann also nur der Fall sein, dass die Therapie nicht das verspricht, was man sich erhofft hat. Aus Gründen, die ich bereits erwähnt habe und die später noch einmal thematisiert werden. Einen Schaden wird Ihr Patient (außer seiner Enttäuschung!) sicher nicht davontragen.

Wie ich schon erwähnte, werden Sie vergeblich die RIMKUS – Kapseln® in der „Roten Liste" suchen. Ich gebe mich gern mit der Ehre zufrieden, dass sich inzwischen „von ganz allein" die Bezeichnung der Kapseln nach meinem Namen durchgesetzt hat und mit dem „®" einen Markenschutz vom Patentamt in München erhalten hat.

In seltenen Fällen kann es Gründe geben (Malabsorptionssyndrom?), eine besondere Variation der oralen Hormonzufuhr zu verordnen. Wenn der Resorptionsweg über den Magen so stark gestört ist, dass mit einer oralen Gabe der Hormone keine ausreichenden Wirkspiegel im Serum erreicht werden können, so gibt es die Möglichkeit, auf so genannte Lozenges (Buccal-oder Lutschtabletten) auszuweichen.

Das wäre dann eine spezielle Rezeptur mit Monosubstanzen (ohne die Mineralien Zink und Kupfer. Letztere müssten Sie dann zur getrennten Einnahme zum Beispiel als „Kupferglukonat Wörwag®"und „Uni Zink®" gesondert rezeptieren.

Im Folgenden das Rezeptier- Beispiel:

Rp. Kombi - Lozenges	
Östradiol, natürlich, mikronisiert	0,25 mg
Progesteron, natürlich, mikronisiert	50 mg
q. s. Olivenöl Kapseln Nr.	(?)

Die Anzahl der Lutschtabletten muss dann in diese Maske noch eingetragen werden.

Das Herstellungsverfahren ist sehr aufwendig und so sind diese Pastillen auch etwas teurer als die üblichen Hormonkapseln.

*

Selbstverständlich wäre ich allein nicht in der Lage gewesen, ohne fundierte pharmazeutische Unterstützung meine Idee einer Hormonbehandlung in Kapselform umzusetzen.

Hier benötigte ich die tatkräftige Mithilfe eines kreativen und ideenreichen Apothekers, der die technischen Möglichkeiten und die Fähigkeiten zur Herstellung solcher Kapseln hatte. Das Glück führte mich mit Herrn Apotheker Peter Cornelius aus der Struwwelpeter-Apotheke in Frankfurt zusammen. Es dauerte nie lange, bis Herr Cornelius jede meiner neuen Ideen „in eine Kapsel gefüllt hatte!"

Und es war ein langer Weg, bis wir dann in dieser Gemeinsamkeit endlich die die „RIMKUS®-Kapsel, bzw. „Rimkus®-Kapsel N", entwickelt haben. Damit war die Einnahme der Hormone und Spurenelemente auch für den Patienten zu Hause und unterwegs sehr einfach geworden und die Individualität musste nicht dieser Bequemlichkeit geopfert werden.

Da nicht nur die allermeisten Ärzte und unsere Forscher (!) aus mir unerklärlichen Gründen „nichts von der Anwendung von Naturhormonen halten (…??!) und sich die Krankenkassen dieser „wissenschaftlichen Meinung" angeschlossen haben, wird Ihr Patient seine Kapseln im Moment noch aus eigener Tasche bezahlen müssen. Und da Gutes oft auch teuer ist (in unserem Fall wegen eines komplizierten Herstellungsprozesses auch nicht billig sein kann), sind die Kapseln also leider auch recht teuer. Aber nicht, wenn man sie in Relation zu der gewonnenen Lebensqualität und Altersgesundheit setzt!

Wenn also ein zukünftiger Patient über diese finanzielle Hürde stolpert, so sei ihm versichert, dass **ich** das nicht ändern kann. Unbehandelt könnten später dann vielleicht weit schlimmere Belastungen auf ihn zukommen, die dann sogar mit Geld nicht mehr zu beheben sind. Nämlich dann, wenn die Zukunft zur Gegenwart geworden ist…

Vielleicht können die Männer aber auch selber hier einmal bei ihren Kassen intervenieren und „auf die Barrikaden gehen", um für sich zu kämpfen. In einzelnen Fällen wurde mir dabei sogar ein sehr erfolgreiches Vorgehen berichtet!

Ich habe in vielen Fernsehsendungen immer wieder versucht, auch die Krankenkassen öffentlich auf diesen Missstand anzusprechen. Leider gab es keinerlei positive Reaktionen auf meine diesbezüglichen Bemühungen.

Eine Methode neu zu entwickeln, sie zu verbreiten und zu verteidigen und dann auch noch sie „kassengängig" zu machen, war dann leider offenbar doch weit außerhalb meiner beschränkten Möglichkeiten.

Aktualisierte Bezugsquellen für die von Ihnen rezeptierten Hormonkapseln halte ich,, wie schon beschrieben, auf meiner Homepage »www.rimkus.info« unter dem Button „Informationen" (Untermenü „für Ärzte") und unter der Homepage des neu gegründeten Hormonnetzwerkes der AG BioMed: www.Hormonen-Netzwerk.de bereit.

Seit dem Jahr 2014 stehen uns neuerdings drei lizenzierte Hersteller zur Verfügung.

Bitte befolgen Sie aber grundsätzlich meinen Rat, die durchschnittlich empfohlene Tagesdosis beider Hormone immer auf zwei Portionen zu verteilen. Das Streben nach „komfortabler" Einnahme sollte nicht physiologischen Erfordernissen geopfert werden! Die Resorption der naturidentischen Hormone erfolgt rasch – ebenso rasch leider auch ihr Abbau im Körper. Eine Einmalgabe würde den allmählichen Aufbau physiologischer Serumspiegel nahezu unmöglich machen. Vielleicht erinnern Sie sich, dass der gesunde, junge Körper (aus obigen Gründen!) so etwa alle 2 bis 3 Minuten eine Hormonausschüttung aus den entsprechenden Drüsen macht. Somit ist die Aufteilung auf zwei Portionen keine „übertriebene" Empfehlung!

Und denken Sie daran, dass zu einer guten und gesunden Ernährung auch die Empfehlung gehört, mindestens dreimal am Tag eine Mahlzeit einzunehmen und nicht etwa die ganze Tagesration aus Bequemlichkeit etwa „in einem Rutsch" zu essen...

Meine frühere strenge Empfehlung, die Einnahme der Hormonkapseln zur Mahlzeit unbedingt mit Milch zu kombinieren, entfällt mit der Verwendung der Rimkus Kapseln®, weil in den Kapseln die Hormone ja bereits in Olivenöl gelöst sind. Sie galt für das anfangs von mir verwendete Östradiol-Hemihydrat. (Estrifam®)

Selbstverständlich verbietet sich nicht die Einnahme mit Milch, weil das Resorptionsmedium dann noch etwas verbessert wird. Alle Patienten mit einer Milchallergie oder einer Abneigung gegenüber Milch sind froh darüber, dass Milch damit nicht mehr zwingend vorgeschrieben ist. Ich habe eine Zubereitung gerade mit Olivenöl deshalb gewählt, weil dieses Öl im Gegensatz zu anderen Ölen (Erdnussöl!) so gut wie nie eine Allergie auslöst.

Ergebnisse einer eigenen Anwendungsbeobachtung aus den frühen Jahren meiner Forschungen

Es wurden die ersten 100 Patienten zur Auswertung herangezogen. Zur Dokumentation des Therapieerfolges wurden Erfassungsbögen des klinischen Bildes vor und nach einem Jahr Therapie an die substituierten Männer geschickt. Diese dokumentierten dann den nach ihrer Meinung herrschenden Status vor Aufnahme der Behandlung und den eingetretenen Erfolg durch Vergabe von Markierungen auf den Bögen nach einem Jahr, ohne aber Kenntnis von der Einstufung des Beschwerdenprofils vor ihrer Therapie zu haben.

Anfangs angegebene Symptome wurden mit:
a) leicht gebessert
b) deutlich gebessert
c) voll gebessert
d) es gab keinen Erfolg
auf einem speziellen Beschwerdenbogen nach RIMKUS® markiert.

Der Erfassungsbogen des klinischen Bildes wurde inzwischen leicht abgeändert und lässt nun eine Beurteilung nach einem Punktescore zu:

0 Punkte = keine Beschwerden / bis
3 Punkte = heftige Beschwerden.

Ein sehr rasches Ansprechen war bei **Hitzewallungen und Schlafstörungen** zu beobachten. Hier wurde uns häufig berichtet, dass bereits wenige Tage nach Substitutionsbeginn eine Remission eintrat. Das hat in der Regel auch die Männer zur Fortsetzung der Substitution frühzeitig motiviert!

Erfreulicherweise zeigte sich auch ein rasches Ansprechen bei Depressionen und allen damit verbundenen Symptomen, so dass eine **Beobachtungszeit von drei Monaten offenbar völlig ausreicht**, um eine endogene Depression, die dann eben **nicht** östrogenabhängig ist, herauszufiltern und den Patienten rasch einer fachpsychiatrischen Behandlung zuzuführen.

Verständlicherweise sprechen solche Depressionen nicht auf eine Hormonbehandlung an, obwohl vielleicht sogar erniedrigte Serumspiegel einen Zusammenhang anfangs vermuten ließen.

Ich möchte betonen, dass die überwiegende Zahl der depressiven Männer durch die Substitution nahezu beschwerdefrei wurde. Das ging sogar so weit, dass auch die schwersten Formen einer Depression mit suizidaler Komponente zur Remission gebracht werden konnten! Was das für den betroffenen Mann bedeutet, ist unschwer abzuschätzen. Aber nur Menschen, die jemals unter einer schweren Depression gelitten haben, können den Wert dieser Therapie richtig bewerten!

Diese bewegenden Erfolge werden auch sehr eindrucksvoll von einigen Patienten geschildert, die in meinem Männerbuch („Der Mann im Wechsel seiner Jahre") zu Worte kommen! (s. Literaturverzeichnis am Ende des Leitfadens

Standen Männer allerdings bei Behandlungsbeginn bereits unter einer intensiven Psychotherapie (besonders bereits unter Psychopharmaka), so war es viel schwerer, die Patienten aus dieser Symptomatik heraus zu holen, zumal oft bei Reduzierung der Psychopharmaka offensichtlich eintretende Entzugssymptome zu Rückfällen in die alte Behandlung führten. Auch fiel es den Männern oft sehr schwer, sich aus der inzwischen doch sehr eng gewordenen Beziehung zum Therapeuten zu lösen und einen neuen Weg zu versuchen. Ja, man kann aus der gemachten Erfahrung heraus fast sagen, dass ein Mann, der bereits seit längerer Zeit unter Psychotherapie und unter einer entsprechenden Medikation mit Psychopharmaka steht, für eine Therapie mit Östradiol oder Progesteron wohl ungeeignet ist. Er ist für diese Methode so gut wie verloren!

Dieses Problem sollte mit dem ja sowieso schwer leidenden Patienten fairerweise zu Beginn diskutiert werden. Ein Versuch ist gerechtfertigt, wenn es der Patient unbedingt wünscht. Die Chancen einer Remission sind aber in diesen speziellen Fällen leider sehr gering. Kommt der „ideale Depressive" mit einer klimakterischen Depression **primär** in die hormonelle Behandlung, dann sind die Erfolge bewegend gut!

Parallel zu dem raschen Ansprechen auf die psychische Symptomatik gab es eine **sehr gute** Beeinflussung der Schlafprobleme.

Es waren also die drei Hauptsymptome des Mannes,

- **Hitzewallungen**
- **Depressionen**
- **Schlafstörungen**,

die zuerst auf die Therapie ansprachen und bereits rasch zu einer wesentlichen Verbesserung der Lebensqualität führten.

Die somatischen Beschwerden wie

- **Gelenkbeschwerden/ Rückenschmerzen,**
- **Libido- u. Potenzstörungen**

sprachen erst nach längerer Therapiedauer, z. Teil erst nach einem Jahr und länger an.

Im Bereich der Sexualität gab es zahlenmäßig die wenigsten Erfolge, was ja auch verständlich wird, wenn man in der Literatur findet, dass angeblich nur 3% aller Ursachen einer erektilen Dysfunktion hormonell bedingt sein sollen. Aus unserer Erfahrung heraus möchte ich diese Literaturangabe aber sehr anzweifeln. Der Prozentsatz von Männern denen mit einer Hormonbehandlung zu helfen wäre, liegt sicher viel höher! Wie dem auch sei, die anfänglich von mir sehr zurückhaltend publizierten Erfolge konnten durch eine zusätzliche Behandlung mit Progesteron dann später aber wesentlich verbessert werden. (s. unten)

Die in der Anwendungsbeobachtung dokumentierten überraschend guten Erfolge im Ansprechen auf die Hormonsubstitution dürfen aber nicht zu dem **Irrtum** verleiten, die „Methode RIMKUS®" sei etwa ein **Behandlungsangebot für Spätschäden** eines unbehandelten Klimakteriums virile! Meine Methode ist grundsätzlich als **Prophylaxe** vor Spätschäden konzipiert, die ohne eine Behandlung erfahrungsgemäß auftauchen werden. Sie behandelt eigentlich im Wesentlichen „nur" die Symptomatik eines erst kurzfristig bestehenden Symptomenbildes **ohne Organmanifestationen!** – Hier, also in der Prophylaxe, liegen die eigentlichen Stärken meines Hilfsangebotes an den alternden Mann! Er muss also idealerweise **rechtzeitig (!)** in eine Behandlung kommen. Also möglichst schon dann, wenn er die Anfangstrias: **Hitzewallungen, Schlafstörungen, Depressionen** bei sich bemerkt. Aber bis dieser ideale Zeitpunkt für die betroffenen Männer bekannt wird, erfordert es noch sehr, sehr viel Aufklärungsarbeit bei Ärzten und Patienten!

Natürlich kann immer wieder versucht werden, auch Männern zu helfen, die erst spät – ja eigentlich zu spät – in die Behandlung kommen. (das sind leider in der Regel die allermeisten!) Man sollte sich aber darüber im Klaren sein – und dieses auch dem Patienten so

I. Teil – Ergebnisse einer eigenen Anwendungsbeobachtung aus den frühen Jahren meiner Forschungen

mitteilen – dass es sich hier dann um einen **ganz individuellen Heilversuch** handelt, wo der Begriff „Hoffnung" dominiert. Das bedeutet, dass ein Mann natürlich **hoffen** darf, all seine Beschwerden und Leiden wieder los zu werden. Er sollte dann aber nach einem Jahr Bilanz ziehen und entscheiden, ob er mit dem tatsächlich dann Erreichten nicht doch auch zufrieden sein kann, obwohl vielleicht einige, für ihn sehr wichtigen Symptome sich als behandlungsresistent gezeigt haben. Das ist kein Versagen der Methode, sondern liegt in der Natur der Sache.

*

Ich füge an dieser Stelle gern zur Verdeutlichung meiner obigen Ausführungen einen Aufsatz ein, den ich für eine Veröffentlichung verfasst habe. Er kann dazu dienen, zu hohe Erwartungen an die Methode zu dämpfen und soll dem Irrtum vorbeugen, dass z. B. in einer hormonellen Therapie des Mannes auf jeden Fall ein Viagra-Ersatz steckt! Sehr viele Männer haben das geglaubt und kamen unter diesen falschen Voraussetzungen in unsere Behandlung. Mit der „Methode RIMKUS®" wird das Klimakterium virile behandelt und in diesem Konzept ist die Sexualität des Mannes als einer von vielen Gesichtspunkten eingebunden. Dabei soll es zu einem spontanen Erwachen der natürlichen Sexualität kommen. Es ist kein Stimulans für eine Sofortwirkung!

Zitat meines Aufsatzes zur männlichen Sexualität:

Eine intakte männliche Sexualität setzt voraus, dass sowohl die Libido als auch die Potenz ungestört ist. Unter der Libido versteht man das Bedürfnis des Mannes nach sexuellem Kontakt. Es ist ein Vorgang, der einmal durch ganz unterschiedliche äußere Reize (Anblick einer unbekleideten Frau, anregender Geruch, aufreizende Gesten, anregende Geräusche usw.) im Gehirn geweckt wird. Damit aber aus dem Plan auch Wirklichkeit werden kann, bedarf es der männlichen Erektion. Dieser Vorgang ist ja eine rein mechanische Veränderung, die im schlaffen Glied abläuft und wird ihrerseits wieder durch eine ganze Vielzahl von Vorgängen im Körper (Zustand der Gefäße, Blutdruck, Zustand des Nervensystems, usw.) gesteuert. Noch komplizierter wird das Ganze, wenn wir uns klarmachen, dass Libido und Potenz auch noch einer Beeinflussung durch die Sexualhormone unterliegen. Wen wundert es, wenn es also **eine einzige** Behandlung für eine Störung der männlichen Sexualität gar nicht geben kann. Und es macht keinen Sinn, dem Mann nur eine von beiden Schienen – also entweder die Libido oder die Potenz – zu „reparieren". Vergleichen wir einmal diese beiden Parameter mit dem Durst und einem Glas Bier: Dann wäre in unserem Beispiel die Libido der Durst und die Potenz das Glas Bier, das appetitlich gezapft auf dem Tresen steht. Was nutzt einem Mann nun das Bier, wenn er gar keinen Durst hat – und was nutzt der Durst, wenn es kein Bier gibt…?!

Aber, hat denn der Mann überhaupt keine Chance, für ein solch wichtiges Problem eine Hilfe zu erhalten?

Wenn man ganz ehrlich ist, so gut wie keine, wenn der allgemeine Alterungsprozess im Vordergrund steht! Zu kompliziert ist das System, dass der betroffene Mann selber angeben könnte, wo eigentlich die Ursache seiner Störung zu suchen ist. Nach den Angaben in urologischen Lehrbüchern wird die Ursache solcher Störungen, die allgemein als „erektile Dysfunktion" bezeichnet wird, nur mit 3 % als hormonell bedingt angegeben. Alle anderen Ursachen kombinieren sich aus körperlichen und seelischen Gebrechen zu einer schließlich unüberschaubaren Vielzahl!

Noch komplizierter wird es, wenn wir uns klarmachen, dass die Sexualität insgesamt nur „müde" geworden ist – oder hinter dem Leid eine Erkrankung der Nerven steckt (Querschnittslähmung, MS) oder ein Gefäßschaden (Rauchen!!) die Durchblutung so verschlechtert, dass eine Erektion nicht mehr möglich ist.

Hier kann es naturgemäß keinen Tipp geben, was da mit einfachen natürlichen Mitteln für den betroffenen Mann zu tun sei. Hier werden dem Mann dann lediglich Chemikalien angeboten, die den eingetretenen Schaden oftmals noch vorübergehend durchbrechen können. Es werden dann dem Mann sogar seitens der Urologen Injektionen, Pumpen zum Aufblasen des Gliedes und was sonst noch für „Prothesen" angeboten. Wir sollten aber nicht vergessen, dass derartige „Erektionen" dann kaum durch eine sexuelle Lust (Libido) ausgelöst wurden. Der Mann steht vor einem Glas Bier und muss sich den Durst suggerieren…?! Das hat alles mit einer Therapie und <u>dem</u>, was der Mann eigentlich wirklich will, nur noch am Rande etwas zu tun. Der Mann wird mit seinem Leiden in diesem Stadium auch leider zum viel begehrten Objekt für eine große Zahl von „Helfern"…

Was bleibt nach diesem grauenvollen Szenario denn dem Mann dann noch übrig?

I. Teil – Ergebnisse einer eigenen Anwendungsbeobachtung aus den frühen Jahren meiner Forschungen

Gottlob gibt es etwas, was, rechtzeitig angewendet, die Phase einer aktiven Sexualität verlängern kann; und zwar in der Kombination von Libido **und** Potenz!

Dazu muss der Mann aber den Mut haben, sehr rechtzeitig um Hilfe zu bitten (was er in der Regel aber so gut wie niemals macht!)

Da verhält er sich leider ganz anders als ein Gärtner, der schon frühzeitig mit dem Giessen und Düngen seiner Pflanzen beginnen würde, wenn er bemerkt, wie sein Nachbar z. B. ein immer größeres Glasdach über seinem Garten baut, ohne, dass er es verhindern kann. Er wird sicher nicht erst warten, bis aus seinem grünen Garten eine braune Wüste geworden ist um dann erst über „Wiederbelebungsmaßnahmen" nach zu denken! Nein, er wird, die Gefahr rechtzeitig erkennend, das, was er bislang vom Himmel ohne sein Zutun erhielt (Regen), nun durch eigene Arbeit (gießen und düngen) versuchen, zu ersetzen.

Ganz anders der Mann. Wenn mit den Lebensjahren auch so langsam aber unwiederbringlich die Jugend und Vitalität (Sexualität) schwindet, so wartet er leider viel zu oft mit seinem Arztbesuch so lange, bis die eingetretenen Schäden so groß geworden sind, dass man eigentlich nichts mehr machen kann. Wer weiß denn schon, dass beim Auftreten der ersten erkennbaren Abbauvorgänge, schon bereits 50 bis 60 % Schäden – auf einzelne Organe und Regionen verteilt – eingetreten sind? Hier geht es also nicht darum, beim „ersten Pieps" sofort zum Arzt zu laufen, sondern mit einer Prophylaxe zu starten, wenn scheinbar noch alles im Lot ist, aber ein Lebensalter von vielleicht 40 oder 45 Jahren das unerbittlich herannahende Ende für den Mann signalisiert. Dann ist seine Sexualität nämlich noch vorhanden; sie ist bestenfalls nur schon etwas „müde" geworden.

Im Rahmen dieser physiologischen Abbauprozesse altert unser Ferment- und Hormonsystem und die wichtigen Steuerhormone für die Sexualität: das Testosteron, das Östrogen und sogar das Progesteron werden nicht mehr in genügender Menge gebildet und leiten somit die Folgeschäden an den Organen und sogar an den Nerven ein.

Wenn der Mann also rechtzeitig bereit ist, einen bereits eingetretenen Hormonmangel von einem sachkundigen Arzt/Ärztin ausgleichen zu lassen, könnte man mit der Hoffnung auf Erfolg seine „müde" Sexualität noch eine Weile anregen und erhalten oder sie sogar manchmal auch für viele Jahre verbessern. Wie gesagt, aber nur, wenn der Mann nicht zu spät kommt!

Anmerkung

In den letzten Monaten unserer Praxistätigkeit, die ich zusammen mit meiner Frau bis Dezember 2005 machte, haben wir bei unseren Patienten in Hinsicht auf ihre Sexualität eine ganz erstaunliche und ebenso erfreuliche Zufallsbeobachtung gemacht: Haben wir Männer statt mit der von mir grundsätzlich empfohlenen Standarddosis von 2x 50 mg Progesteron pro Tag mit 2x 100 mg Progesteron therapiert, kam es „überraschend häufig" nach längerer Zeit (einem Jahr) zu einer sehr erfreulichen Aktivierung der natürlichen Sexualität.

Diese mir anfangs relativ hoch erschienene Dosierung von 2x 100 mg sollte aber immer „von Fall zu Fall" entschieden werden und selbstverständlich auch unter Kontrolle der Serumspiegel.

Es sollten Serumspiegel von über 10 ng/ml nicht unbedingt überschritten werden. Wir haben beobachten können, dass sich ein Therapieerfolg auch nicht durch höhere Dosierungen erzwingen ließ. Es macht also keinen Sinn, noch höhere Dosierungen zu wählen. Der Erfolg wurde ab einem Grenzwert von 10 ng/ml nicht mehr verbessert. Es besteht dann nämlich die Gefahr, dass ein Mann, der mit sehr hohen Progesterondosen behandelt wird, anfängt, über eine „bleierne Müdigkeit" zu klagen. Gefährlich sind höhere Werte nicht aber unnötig, weil sie keinen besseren Erfolg bringen und eben, wie gesagt, Nebenwirkungen heraufbeschwören können.

Mit Erstaunen las ich in der Literatur von den Bemühungen der Andrologen, dass diese intensiv am Konzept einer „Pille für den Mann" arbeiten. Hier setzt man große Hoffnungen auf eine Verwendung von synthetischem Progesteron, also auf ein Progestin. Damit wird der Unterschied zum natürlichen Progesteron deutlich!

Bei unseren, mit natürlichem Progesteron behandelten Männern, konnten wir in Stichproben eine hervorragende Motilität absolut gesunder Spermien nachweisen. Bei dem Kunstprodukt scheint genau das Gegenteil der Fall zu sein. Es sterilisiert den Mann und beraubt ihn seiner Libido…

Eine „Pille für den Mann" würde daher niemals mit dem Originalhormon funktionieren.

Es lebe der kleine, aber bedeutende Unterschied!

*

I. Teil – Ergebnisse einer eigenen Anwendungsbeobachtung aus den frühen Jahren meiner Forschungen

Fahren wir mit weiteren Ergebnissen unserer Anwendungsbeobachtung fort:

Gelenkbeschwerden:
Erstaunlicherweise gibt es bei Gelenkbeschwerden oftmals nahezu einen Soforteffekt. Die Erklärung für dieses erstaunliche Phänomen liegt möglicherweise darin, dass ein Teil der Gelenkbeschwerden obwohl lediglich durch Flüssigkeitsverlust im Gelenkspalt hervorgerufen wird. Zu diskutieren ist auch, in wie weit ein durch Östrogengabe verbesserter Aufbau des Kollagens als Erklärung mit herangezogen werden kann. Hier haben meine Frau und ich bei unseren behandelten Männern beeindruckende Remissionen eines Kollagenmangels bei der hormonellen Langzeittherapie beobachten und sogar messen können! Allerdings erhielten diese Patienten zusätzlich zu ihrer Grundversorgung noch Calcium und Vit. D.

Kardiale Symptomatik:
Ich möchte nicht unerwähnt lassen besonders zu betonen, dass es sehr überzeugende und relativ rasch zu beobachtende Verbesserungen der kardialen Symptomatik gab.

Die Männer konnten durch eine verbesserte Haemodynamik aus dem Risiko eines Herzinfarktes heraus therapiert werden. Ein großer Erfolg also im Kampf gegen die „Todesursache Nr. 1" bei Männern! (s. auch Schema: „Der sichere Weg in die kardio-vasculäre Krise im 1. Teil des Leitfadens) Genau an dieser Stelle versagen die synthetischen Zubereitungen vollkommen. Sie kehren sich sogar in ihrer Wirkung in das Gegenteil um! Bei den synthetischen Hormonplagiaten ist eine kardiale Anamnese sogar richtigerweise eine strikte Kontraindikation für eine „Östrogengabe"! Es ist immer wieder bedrückend festzustellen, dass diese Indikationseinschränkung von vielen sog. Experten auch für die natürlichen Hormone kritiklos übernommen wird, obwohl mit an Sicherheit grenzender Wahrscheinlichkeit keiner dieser Kollegen eigene Erfahrungen im Umgang mit natürlichen Hormonen hat. Und somit wird dann für viele Männer diese sehr effektive Behandlungsmöglichkeit blockiert. Man verwechselt dabei im Nebenwirkungsprofil leider nicht Äpfel mit Birnen, sondern Äpfel (natürliche Hormone) mit Gummibällen (synthetische „Hormonen").

Therapieversager?

Die meisten **Therapieversager** gab es bei den Gewichtsproblemen. Hier gelang es nur wenigen Männern, Ihren „Matronen-Bauch" wieder zu verlieren. Oft lag es aber auch daran, dass der betroffen Mann im Glauben war, dass die Einnahme von Östradiol (und Progesteron) allein schon genügt, um die Pfunde schmelzen zu lassen. Es wurde dann weiter „sehr gut gegessen" und keinerlei Sport betrieben! Hier stehen wir also wieder vor der Frage, was man verhindern kann und was nicht zu behandeln ist.

Eine interessante Nebenbeobachtung möchte ich anfügen: Es wird ja immer wieder in der Literatur behauptet, dass sich ein dicker Mann (über die Aromatase,) also über Testosteron) aus dem Fettgewebe neues Östrogen „herstellen" könne, was dann seinen hohen Östrogenspiegel erklärt. Ich glaube diese Theorie nicht mehr vorbehaltlos! Wir konnten nämlich auch bei dicken Männern gleichwohl niedrige Östradiolwerte mit dem dafür typischen Beschwerdenprofil nachweisen.

Ist es bei dieser Aussage unserer Experten vielleicht genauso, wie mit dem Eisen im Spinat??

Da wurde auch eine einmal aufgestellte Behauptung jahrzehntelang immer wieder abgeschrieben, bevor endlich ein kritischer Untersucher festgestellt hat, dass ein solches Dogma plötzlich nicht mehr zu halten war?!

Wird hier möglicherweise auch genauso eine irgendwann einmal gemachte Aussage fortan immer weiter verbreitet, ohne diese einmal kritisch zu hinterfragen? Soll denn eine Fettzelle tatsächlich eine so differenzierte Leistung wie die Gonaden oder die NNR vollbringen...

Das Haarkleid

Der Ausfall weiterer Kopfhaare konnte auch nur langsam gestoppt werden. Hier war in allen Fällen Geduld vonnöten, die sich aber in wenigen Fällen (!!) dann doch noch ausgezahlt hat!

Nur in Ausnahmefällen kam es also zum Wachstum neuer Haare.

Dieser zahlenmäßig eher bescheidene Erfolg einer positiven Beeinflussung des Haarwachstums veranlasste mich, zusätzliche Wege zu suchen.

So kombinierte ich alsbald die orale Hormontherapie mit 17-alpha Östradiol, einem Alpha-Reduktase-Hemmer (z. B. Pantostin), der lokal auf die Kopfhaut aufgebracht wird. So konnte zunächst wenigstens der weitere Verlust von Kopfhaaren gebremst werden.

Die zusätzliche Gabe von Finasterid® haben wir sehr schnell wieder verlassen, weil es doch, im Gegensatz zu anders lautenden Angaben in der Literatur sehr häufig zur Verminderung, sogar zum völligen Versiegen (!!) der sowieso schon gestörten Libido kam. Ebenso gab es bei einer Anwendung von „Regaine® keinen sichtbaren Effekt auf das Haarwachstum. Diese Beobachtungen waren also völlig konträr zu dem überschwänglichen Lob, welches man in der Literatur über diese Substanz finden kann. Eine große Zahl der Teilnehmer in unserer Substitutionsgruppe klagte jedenfalls, durch den Haarverlust ganz erheblich ihre Attraktivität eingebüßt zu haben.

Andererseits fanden wir auch eine nicht unerhebliche Anzahl von Männern, die sich mit diesem „haarigen" Problem abgefunden hatten und hier gar nicht um Hilfe nachsuchten.

Nebenwirkungen

Selbstverständlich müssen wir auch das Problem möglicher Nebenwirkungen beleuchten.

Ich freue mich, hier berichten zu können, dass es zu **bedeutsamen Nebenwirkungen** nach einer kontinuierlichen Einnahme von anfangs nur Östradiolhemihydrat, später dann ebenso in einer Kombination von natürlichem Östradiol und Progesteron – auch bei Männern mit der längsten Zugehörigkeit zu meiner Studie (auch **ich selber** bin nun schon über 20 Jahre dabei!) **bisher nicht gekommen ist!**

Eigentlich ist diese Erwartung an eine korrekte Substitution auch zu stellen, die ganz streng die Kriterien der physiologischen (?) Grenzen einhält. Der von mir ermittelte

Idealbereich zwischen 30 pg/ml und 60 pg/ml fand durch die Therapieerfolge und die Nebenwirkungsfreiheit somit eine hervorragende Bestätigung.

Wenn hier sicher auch noch nicht das letzte Wort gesprochen ist, so kann man aber wenigstens sagen, dass ganz offensichtlich die minimale und kontrollierte Anhebung eines E2-Spiegels beim alternden Mann in Bereiche, die 60 pg/ml nicht überschreiten, wohl wegen der Bedeutung und Schwere des Leidens ärztlich zu verantworten ist – und sei es auch nur „probatorisch" im Sinne eines **individuellen Heilversuchs**.

Leider machen es sich meine Kritiker manchmal zu leicht, wenn sie dann ohne viel „Federlesen" jedwelche Neuerkrankung eines unserer Männer unter einer derartigen Hormonbehandlung sogleich ursächlich auf diese Behandlung zurückführen. Ein solches Vorgehen ist in meinen Augen lächerlich und kontraproduktiv.

Denn:

Ewige Jugend und fortwährende Gesundheit haben wir noch keinem einzigen Mann versprochen! Und auch alle von uns behandelten Männer **werden wohl auch trotz der Hormonbehandlung sterblich bleiben! Trotz,** aber **nicht wegen,** der Hormonbehandlung!

Und, den Alterskrebs haben wir auch nicht mit der Methode RIMKUS® besiegen können! Eine erfreuliche Tatsache hat sich aber bereits herausgeschält: Die Zahl der aufgetretenen Alterskrebse blieb unter der statistischen Erwartung dieser Altersgruppe.

Diese Beobachtung steht im krassen Gegensatz zu den Publikationen bei einer Anwendung von Synthetika. Hier wird immer wieder auf die Gefahr hingewiesen, dass die Häufigkeit von Krebserkrankungen und die Zahl von cardio/vaskulärer Notfällen unter einer solchen Anwendung erhöht ist.

Wenn die alternden Männer nicht bereit sind, zusätzliche Risikofaktoren wie: Rauchen, starker Alkoholgenuss, mangelnde Bewegung usw. aufzugeben, dann werden die Erfolge unserer Bemühungen auf dem hormonellem Sektor auch niemals die Dimensionen erreichen können, die möglich wären. Und das Verzichten auf Gewohntes fällt besonders Männern unglaublich schwer!

Wir kennen dieses Phänomen, dass es eigentlich bei **korrektem** Vorgehen nicht zu Nebenwirkungen kommen kann und darf; ja durchaus auch bei sonstigen Substitutionsbehandlungen. So z. B. bei Diabetikern oder Schildrüsenpatienten, **ja selbst bei unserer täglichen Nahrungsaufnahme!** Letztere ist ja auch streng gesehen eine Substitution von essentiell wichtigen Substanzen. Auch hier muss Menge und Qualität ausgewogen sein und falsche Produkte (Knollenblätterpilze) oder üppige Mahlzeiten können als vermeintliche „Nebenwirkung" dieser „Behandlung" sogar zum Tode führen!

Bei einer „blinden" Therapie mit Östrogen (ohne Serumspiegelmessungen) sind allerdings entsprechende „Nebenwirkungen" sicher nicht auszuschließen. Ich möchte aber gleich zu Beginn der Männerbehandlung ganz engagiert dafür eintreten, dass es erst gar nicht einreissen darf, dass bei einer Östradiol- und Progesteronsubstitution nur „über den Daumen gepeilt wird" und auf Serumspiegelmessungen verzichtet wird, **wie es ja in der Gynäkologie den Frauen gegenüber leider Gang und Gäbe** geworden ist und sogar von hochkarätigen Fachleuten auch heute noch empfohlen und gut geheißen wird.

Wenn wir uns in der Langzeitbehandlung ausschließlich auf die Verwendung von natürlichem Östrogen (und auch Progesteron) beschränken, dann haben wir Jahrmillionen von Selektionsprozessen der Evolutionsbiologie auf unserer Seite! Und so werden auch unsere schlimmsten Kritiker dann mit Sicherheit vergeblich auf Nebenwirkungen warten müssen, wenn die Dosierungen korrekt sind. Bedenken Sie einmal: auch Fehler in der Dosis von Nahrungsmitteln können tödlich enden!

So wie es keine Fische gibt, für die das Medium „Wasser" heute noch schädlich wäre, weil diese dann schon längst ausgestorben und von der Evolution selektiert worden wären, so gibt es sicher keine Frau und keinen Mann mehr, bei dem das natürliche Östrogen, Progesteron und Vitamin-D, meinetwegen auch natürliches Testosteron in irgend einer Weise auch nur den geringsten Schaden anrichten könnte – natürlich eine korrekte Führung und Dosierung vorausgesetzt, wenn wir wegen versiegender hormoneller Eigenproduktion substituieren wollen oder gar müssen.

Da sind dann sicher auch keine neuen Studien vonnöten, die einen Beweis für Tatsachen erbringen sollen, die schon seit Jahrmillionen bekannt sind.

Man muss nicht jede neue Idee unnötig auf dem Altar der Evidenz – basierten – Medizin opfern!

*

Kommen wir nun speziell noch zu den sog. vermeintlichen Nebenwirkungen!

Viele der angeblichen „Nebenwirkungen" konnten schnell durch Kontrollanalysen als Dosierungsprobleme entlarvt werden. Die Östradiolspiegel waren dann über einen Wert von 60 pg/ml angestiegen und führten zu den typischen Schmerzen im Brustdrüsenbereich. Wir haben diese Beschwerden, die mit einer tastbaren Strukturierung der Brustdrüse einher gingen, immer sorgfältig abgeklärt. Besorgniserregende Befunde konnten aber in keinem Fall dokumentiert werden.

Es fiel uns übrigens auf, dass mancher Mann, der vor dem Start der Behandlung über Jahre – ja sogar oft über Jahrzehnte – seine Beschwerden schlecht und recht ertragen hat. Er beendete seine Behandlung aber sehr schnell, wenn nicht bereits „über Nacht" **alle** seine Beschwerden **sofort** gebessert werden konnten. Das mag ein Problem der noch jungen Methode sein, an die viele Männer doch noch mit erheblicher Skepsis – leider sogar oftmals noch vom betreuenden Hausarzt oder Andrologen geschürt – und einer kaum verständlichen Angst vor den vielerorts prophezeiten Gefahren einer eventuellen Geschlechtsumwandlung, herangehen.

Am sommerlichen Strand kann man sich von der großen Zahl solcher internistisch „verwandelten" Männer überzeugen!

Die betroffenen Männer fühlten sich durch die Brustsymptomatik hochgradig belästigt.

Hier wäre es sehr wünschenswert, eine Methode zur raschen therapeutischen Beeinflussung der leidigen Symptomatik zu erarbeiten, denn leider bestanden die Beschwerden auch nach konsequenter Reduzierung der Substitutionsdosis noch eine Zeit lang weiter. Insbesondere, wenn die zuvor verordnete internistische Behandlung mit den oben erwähnten Medikamenten noch weiter fortgeführt werden musste.

Als therapeutischer Ansatz ist zu empfehlen:

1. Konsequente Überprüfung der E2-Spiegel – zu Beginn der Behandlung alle drei bis vier Monate, um die Überdosierung durch rechtzeitige Reduktion der Tagesdosis einzuleiten. Die Substitutionsspiegel der Männer sind alles andere als stabil und bedürfen einer recht häufigen Korrektur in der Tagesdosis. „Sicherheitshalber" sucht man den unteren Level der Idealbereiche für das Östradiol. D.h. dann, immer anfangs mit einer

sehr niedrigen Östradioldosis von 0,15 mg in der Kapsel zu starten.

2. Wenn die Beschwerden in der Brust aufgetreten sind, muss der Patient klinisch untersucht werden um Veränderungen rechtzeitig zu erkennen, die einer chirurgischen Therapie zugeführt werden müssten. Das Mammakarzinom des Mannes ist gottlob sehr selten, so dass es die allermeisten Ärzte wohl kaum einmal selber bei ihren Patienten beobachten werden. Falls sich eine derartige Veränderung aber doch einmal unter diese Symptomatik „mogelt", so sollte auch dieses rechtzeitig erkannt werden.

Wir haben dann zunächst für 10 Tage nur eine abendliche Dosis verordnet und nach Abklingen der Beschwerden hat dann der Patient mit einer deutlich reduzierten Tagesdosis weiter gemacht. Falls durch diese Maßnahmen eine deutliche Besserung der Schmerzen eintraten, hat es sich bewährt, die Hormonbehandlung für 2 bis 3 Wochen komplett abzusetzen und in der Zwischenzeit eventuell **nur mit Progesteron** weiter zu behandeln.

Seitdem wir die Östrogensubstitution aber mit der Gabe von Progesteron kombinieren, haben wir diese Brustproblematik erheblich seltener gesehen. Wir konnten auch beobachten, dass man dann mit kleineren Östrogen-Tagesdosierungen auskommen konnte (z. B. nur 2x 0,15 mg!)

Als allgemeinen Tipp kann ich Ihnen hier nochmals empfehlen, die gewählte Startdosis für Östradiol also eher etwas niedriger (also 0,15 mg Östradiol 2x täglich) anzusetzen und nicht immer gleich mit der von mir empfohlene Höchstdosis von 2x 0,25 mg zu arbeiten. Lieber sollte man dann mit dem Progesteron „großzügiger" verfahren. Man kann dann immer noch mit dem Östrogen nachregulieren, wenn man die Sensibilität des einzelnen Mannes dem Östrogen gegenüber kennen gelernt hat.

Auftretende Schmerzen im Brustdrüsenkörper sind übrigens auch ein sehr häufiger Grund, dass Männer aus der Therapie wieder aussteigen. Man sollte also möglichst diese Nebenwirkung vermeiden.

Es gibt aber auch Männer, die gerade den Effekt einer Brustvergrösserung durchaus anstreben. Hier sollten wir auf die Erfahrungen von Ärzten zurückgreifen, die auf Wunsch der Betroffenen, eine Umwandlung von Mann/ Frau auf hormonellem Wege versuchen:

Immer wieder wird gesagt, dass man bei transsexuellen Männern sehr wohl mit hohen Östrogengaben ein Brustwachstum erzielen kann. Dem gegenüber kann man aber sagen, dass es sich bei dieser Klientel um ein genetisch besonders stigmatisiertes Patientengut handelt. Solche Männer haben neben ihren „anderen" Leidenschaften sicher auch eine größere Zahl von Östrogenrezeptoren in der Brust aufzuweisen, als es beim „normalen" Mann zu beobachten ist. Insofern ist auch bei diesen Männern ein sensibler Östrogeneffekt für die Brust zu beobachten.

Die wahre Brustvergrößerung muss aber auch bei dieser Klientel dann in der Regel doch chirurgisch vorgenommen werden. Wir wissen auch, dass es ja nicht möglich ist, bei einer Frau mit einer Östrogengabe die Brust wirklich zu vergrößern! (Sonst gäbe es die vielen plastischen Operationen an der weiblichen Brust mit Silikoneinlagen nicht!)

Der älter werdende Mann entwickelt in 70% der Fälle ganz physiologisch eine recht beachtliche Brust im Alter, die ihm aber so lange nicht auffällt, wie er nicht durch eine Östrogentherapie dafür sensibilisiert wird und sich nicht „argwöhnisch" beobachtet. (Es sind also nicht alle Männer mit sichtbarem Brust- wachstum, die wir am Strand beobachten können, „Opfer" einer internistischen oder hormonellen Behandlung!)

Und ganz hart gesagt:

Wenn es denn doch so wäre, dass vielleicht auch unter einer korrekt durchgeführten Östrogenbehandlung eine kleine Brustvergrößerung der Preis für mehr Lebensqualität wäre … ???

Dann:

Wäre es für den Betroffenen nicht vielleicht die bessere Alternative, infolge einer Östrogensubstitution mit einer kleinen Brustvergrösserung ein gesegnetes und mit Qualität erfülltes Alter zu erreichen, als „platt" und vielleicht dement oder als Behinderter mit Rollator noch Jahre in Pflegeheimen zu verbringen?

Das ist doch die bittere Wahrheit nahezu aller bisherigen „Bemühungen" um den alternden Mann, bevor es die Östrogen/Progesteron/Vitamin-D - Substitution überhaupt gab! Es gibt in meinem Umfeld Freunde und Kollegen, die inzwischen bereits an cardio/vasculären Komplikationen verstorben sind, aber zur rechten Zeit keinerlei Interesse an meinem Hilfsangebot gezeigt haben! Wie schön wäre es, wenn diese Kollegen vielleicht noch in ihren Familien leben könnten – auch wenn sie dann eine kleine Brust hätten???

– Es wäre eine doch „lebenswerte Alternative" … im wahrsten Sinne des Wortes!

Die Brust des Mannes unterscheidet sich anatomisch ganz erheblich von der weiblichen Brust. Letztere können wir uns wie eine schöne Weintraube vorstellen:

An kleinen Stielen (Milchgänge) liegen dicht gepackt die Weinbeeren (Drüsen). Alles zusammen wird noch großzügig (und attraktiv!) mit Fett ummantelt.

Wenn wir bei dem gleichen Modellbild bleiben, so hat der Mann lediglich das Geäst der Weinrebe, aber gänzlich ohne Beeren; der Fett- körper nimmt sich eher bescheiden aus. Ein Mann kann wegen dieser anatomischen Situation demnach keine mit der Frau vergleichbare Brust bekommen, was ja die „Umwandlungsärzte" schmerzlich mit ihren transsexuellen Patienten feststellen mussten.

So ist daher auch das Mamma -Ca beim Mann viel seltener und dann folgerichtig auch ein Milchgangskarzinom.

Die kleinen Drüsengänge können sich nach Stimulation der auch in der männlichen Brust als Rest vorhandenen Östrogenrezeptoren prall mit Flüssigkeit füllen und sind dann als längliche und schmerzhafte Knoten in der männlichen Brust zu palpieren. Bei einer Ultraschalluntersuchung kann man sehr leicht und deutlich diese zystischen Strukturen nachweisen.

Vermeintliche Nebenwirkung waren auch Enttäuschungen über nicht eingetretene Wirkung, was durch einen noch nicht angehobenen E2-Spiegel oder mangelhaftes Ansprechen auf Progesteron rasch erklärbar wurde. Durch Anheben der Tagesdosis waren diese „Nebenwirkungen" aber schnell behoben. Manchmal musste auch die Indikation zur Behandlung korrigiert werden!

Feminisierung:

Wenn Laien wiederholt ihre Angst vor möglicher Verweiblichung durch die Einnahme von Östrogen äußern, so mag das ja noch verständlich sein. Schließlich bezeichnet man ja auch immer dieses Hormon als „weibliches Hormon"!

Dass man aber auch diese Verwandlungsangst aus Fachkreisen zu hören bekommt, sollte eigentlich der Vergangenheit angehören.

Ich möchte hier einmal bewusst provokativ folgende Überlegung zur Diskussion anbieten:

Wir wissen, dass beide Geschlechter, „Mann" und „Frau", nicht in erster Linie durch ihre unterschiedlichen Hormonspiegel geprägt werden, sondern dass absolut im Vordergrund die Tatsache steht, dass der Mann chromosomal „XY" und die Frau „XX" ist.

Erst sozusagen die Feineinstellung erfolgt über das für die Geschlechter typische Hormonprofil. (Wie glücklich wären die Transsexuellen oder die M. Turner-Patienten, wenn sie durch eine einfache Hormongabe ihr Geschlecht ändern könnten oder wieder gesund sein würden!!!) Wir können sicher nicht mit einer noch so astronomisch hohen Östrogendosis einen Mann in seinem chromosomalen Gefüge ändern; und nur so und nicht anders würden wir eine echte Feminisierung erreichen oder zu befürchten haben!

Zusammenfassung:

Die an die Methode gestellten Erwartungen und die überzeugenden Anfangserfolge haben sich in über 10 Jahren bestätigt und gefestigt. Das lässt die Hoffnung – aber auch die Gewissheit – aufkommen, dass sich die Methode Rimkus® mit einer Östradiol- und Progesteronsubstitution- und neuerdings auch in Kombination mit Vitamin D, wohl mit großer Wahrscheinlichkeit in Zukunft einen festen Stellenwert haben wird.

Liebe Frau Kollegin oder lieber Herr Kollege, wenn Sie sich im entsprechenden Alter befinden, so sollten Sie auch einmal über sich selber Gedanken machen, ob nicht der Einsatz meiner Methode auch Ihnen persönlich wieder mehr Schaffenskraft, Gesundheit und Lebensfreude in der zweiten Lebenshälfte geben kann. Und sicher ist, dass sich Patienten noch viel besser für die Aufnahme einer Behandlung motivieren lassen, wenn sie sehen, dass auch ihre Ärztin oder ihr Arzt sogar persönlich davon profitiert.

II. Teil

Schlagworte und praktische Hinweise zur Therapie

In zweiten Teil dieses Buches möchte ich den interessierten Kolleginnen und Kollegen einige Schlagworte, Schemata und Rezeptbeispiele an die Hand geben, um ihnen die Arbeit mit den Männern zu erleichtern.

Die Zusammenstellung basiert auf unseren Erfahrungen in der Betreuung von über 2000 Männern und aus den Erfahrungen von über 30 Jahren. Auf Vorträgen und Kongressbeiträgen, die ich vor interessierten Kolleginnen und Kollegen in nahezu allen größeren Städten unserer Republik halte, werde ich immer wieder von Interessierten nach einfachen Schemata für das Behandlungsmanagement gefragt.

Wegen der allgemeinen Verunsicherung über Wirkung und Nebenwirkung von Hormonen, halte ich es für notwendig, dass Patienten vor Therapiebeginn eine Erklärung unterzeichnen, in der sie bestätigen darüber informiert zu sein, **was** genau hinter dem Hilfsangebot der Methode Rimkus® steckt – und **was** es aber auch nicht erwartet werden kann.

Es sollte auch den behandlungswilligen Männern klar gemacht werden, worin der entscheidende Unterschied dieser Methode zu den sonstigen hormonellen Angeboten liegt, die berechtigterweise in der Kritik stehen.

Aufklärung eines Patienten vor Aufnahme einer Therapie mit Naturhormonen

Nach Auswertung Ihrer Hormonanalysen und der Beurteilung Ihres Beschwerdenbogens ist mit großer Wahrscheinlichkeit damit zu rechnen, dass Sie eine ganze Menge an verloren geglaubter Lebensqualität zurück erhalten könnten.

Bitte bedenken Sie, dass wir bei der Anwendung von naturidentischen Hormonen in keiner Weise eine Risikoerhöhung für irgendein Krankheitsgeschehen machen – wie es bei Verwendung von synthetischen Industrieanfertigungen nach Kenntnis der neuesten Spätschäden in der Gynäkologie bei einer derartigen Behandlung ja leider der Fall ist.

Aber auch wir können nicht bei Ihnen ewige Jugend und ewige Gesundheit oder gar Unsterblichkeit erzielen oder gar den Alterskrebs als besiegt betrachten!

Es ist daher notwendig, dass Sie trotz der guten Vorgaben der Natur, weiterhin Ihre Vorsorgeuntersuchungen durchführen. Auch in einer Früherkennung von Krankheiten liegt die Chance für eine bessere Altersgesundheit! – Aber ich denke, dass Sie auch nicht wirklich der Illusion einer ewigen Jugend und absoluter Gesundheit erlegen sind…?

Wenn Sie sich also darüber im Klaren sind, dass Sie trotz der zu erwartenden Verbesserung Ihres Befindens sterblich bleiben werden und sicher **nicht** eines Tages – in hoffentlich biblischem Alter! – an überschießender Vitalität und Gesundheit von dieser Erde gehen, dann steht dem Start zu einer Regeneration Ihrer Zellen mit Naturhormonen (nicht Verjüngung!) nichts mehr im Wege.

Der Mann, ein besonderer Patient in der Hormonsprechstunde

Vielleicht ist Ihnen auch schon selber aufgefallen, dass Männer eine besondere Klientel sind? Ich lasse Sie hier einmal aus meiner Erfahrung als Gynäkologe in der Männersprechstunde teilhaben. Ich habe bei Frauen grundsätzlich ein anderes Verhalten beobachten können!:

Warum liegt mir das am Herzen?

Nun, ich möchte es Ihnen damit leichter machen, das Verhalten Ihrer männlichen Patienten besser zu verstehen. Sie sollen nicht glauben, dass dieses Verhalten vielleicht nur an der besonderen Art Ihrer persönlichen Praxisführung liegen könnte. Diesem Frust möchte ich vorbeugen!

Männer sind der hormonellen Substitution gegenüber sehr skeptisch. Sicher auch, weil sie ihre Beschwerden nicht so recht in einen Zusammenhang mit einem Hormonmangel bringen können und wollen. Ihr Inneres stemmt sich dagegen, „weibische" Wechseljahresbeschwerden zuzugeben, auch wenn diese eindeutig so wie mit Hitzewallungen, Depressionen, Schlafstörungen und vor allen Dingen mit kardiovaskulären Sensationen erlebt werden. Sie werden in dieser Haltung erfahrungsgemäß auch kräftig von den sonst sie betreuenden Ärzten unterstützt, wenn sich diese bislang noch nicht mit dieser Methode auseinander gesetzt haben und noch treue Anhänger der schulmedizinischen Lehren und Konzepte sind! Denn diese anerkennen bis zum heutigen Tag nicht wirklich „männliche Wechseljahre"!

Männer sind Hormonen gegenüber auffallend ängstlich und kritisch eingestellt, obwohl es ihnen später gar nichts ausmacht, alle schwerwiegenden Warnungen, die zu Recht auf den Begleitzetteln ihrer dann oft sehr zahlreich verordneten Medikamente stehen, zu ignorieren.

Die unterschwellig vorhandene Angst, z. B. bei der Einnahme von Östrogen zu verweiblichen, wird gern noch im Freundeskreis oder beim betreuenden Urologen geschürt.

Da eine Substitution bis heute leider immer noch keine Kassenleistung geworden ist, haben Männer viel größere Hemmungen als Frauen, Geld aus ihrer Privatschatulle für diese wichtige Gesundheitsvorsorge auszugeben. Die Vorstellung, die Substitution lebenslang fortsetzen

II. Teil – Schlagworte und praktische Hinweise zur Therapie

zu müssen, ist ihnen ein Graus, obwohl sie ohne Probleme anerkennen, dass ihr Auto nur so lange fährt, wie es regelmäßig betankt wird... (was ja auch nicht zum Nulltarif geschieht!)

Männer können auch nur schwer zugeben, unter Depressionen zu leiden. Sie empfinden es viel „männlicher", ausgebrannt zu sein (burn-out-Syndrom). Diese Diagnose nehmen sie viel lieber an, als in den „Wechseljahren zu sein! Sie verstecken dann ihre Depressionen hinter der Maske von Aggressivität.

Außerdem hat das burn-out-Syndrom ja auch nicht primär die Ursache im eigenen Körper des Mannes, sondern wird ihm von außen auferlegt! Der Chef mit seinen viel zu hohen Anforderungen, der Zeitmangel, die Hetze des Tages, die Gesellschaft usw. führen dazu, dass sich der ansonsten starke und gesunde Mann „ausgebrannt" wie eine Raketenstufe fühlen darf. Keine Spur eines Hormonmangels und -Zeichen von Wechseljahren - schon gar nicht!!

Männer neigen daher auch dazu, entgegen Ihren klaren Anordnungen, aus Sparsamkeit (?) oder wegen der oben beschriebenen Ängste, nur die halbe Tagesdosis einzunehmen. Beklagen sich aber recht bald über nicht eingetretene Verbesserungen des klinischen Bildes. Sie werden schnell ungeduldig, wenn der versprochene Bonus nicht „über Nacht" eingetreten ist.

Sie werden also in Ihrer Männersprechstunde zwangsläufig eben aus diesen Gründen einen großen „Schwund" an Patienten erleben und Sie werden im Nachhinein kaum erfahren, warum ein Mann nicht wieder zur Weiterbetreuung in Ihrer Sprechstunde erschienen ist. Es sei denn, dass Sie – wie ich seinerzeit – als Gynäkologe, auch die Ehefrau betreuen, die Ihnen dann die oben aufgeführten Gründe **sehr enttäuscht** über das wenig zukunftsorientierte Verhalten ihres Mannes mitteilt.

Der männliche Patient in der Hormonsprechstunde ist also ein sehr schwieriger Patient, obwohl seine Behandlung im Grunde viel einfacher als bei Frauen durch zu führen ist, denn hier existiert ja nicht die ganzen Palette der Blutungsstörungen und die weit verbreitete Brustkrebsangst, die schon einmal eine recht zeitaufwändige Aufklärung und Betreuung erforderlich machen kann.

Dieses unstete, ja oft sogar undankbare Verhalten der Männer, hat in vielen Praxen dazu geführt, dass Männer dort gar nicht betreut werden, weil der zeitliche Aufwand enorm hoch ist und es an einer gewissenhaften Mitarbeit der Männer zu oft mangelt.

Das ist schade – und viele Männer, die nun langsam aufgewacht sind und nach einer Therapie nach meinen Vorgaben nachfragen, beklagen sich bei mir im Internet, dass sie keine Praxis finden, wo sie nach der Methode Rimkus® betreut werden können. Aber leider sind sie zum größten Teil selber Schuld an dieser Situation! (Wahrscheinlich spreche ich an dieser Stelle Ihnen aus der Seele, falls Sie sich bereits auch mit der hormonellen Behandlung von Männern befasst haben.)

Da natürlich sich nicht alle Männer so „eigenartig" verhalten, wäre es schade, wenn für **die immer zahlreicher** werdenden Männer, die oft auch sehr leiden und zu einer gewissenhaften und treuen Mitarbeit durchaus bereit wären, keine Therapieplätze mehr vorhanden sind!

Überlegungen zum Krebsrisiko dieser Behandlung

Die Patienten scheinen manchmal dem Irrtum zu unterliegen, dass ich es wohl mit dem von mir aufgezeigten Hormonprogramm erreichen konnte, dass nun endlich der Krebs besiegt sei und ewige Jugend und Gesundheit garantiert werden kann.

Leider konnte dieser schon sehr lange gehegter Wunsch der Menschheit weder von unseren Forschern mit ihren zahlreichen Krebsforschungsinstituten noch von mir mit der Anwendung meiner Methode erfüllt werden.

Die Häufigkeit für einen alternden Mann, z.B. an einem Prostatakarzinom zu erkranken, ist immer noch bedrückend hoch. Die statistische Häufigkeit baut sich so auf, dass von fünf Männern im Alter von 50 Jahren bereits einer mit einem Prostatakarzinom zu rechnen hat. Diese Häufigkeit steigt dann mit zunehmendem Alter rasch an, so dass von fünf Sechzigjährigen bereits zwei, von fünf Siebzigjährigen bereits drei und von fünf Achtzigjährigen sogar schon vier Männer mit hoher Wahrscheinlichkeit mit einem Prostatakrebs rechnen müssen!

Schon allein diese bedrückende Häufung wird es sehr schwer werden lassen, hinter die wahre Ursache dieses Krebswachstums zukommen.

II. Teil – Schlagworte und praktische Hinweise zur Therapie

Durch eine Behandlung nach den Vorgaben der Methode Rimkus® kann man die Erniedrigung dieses Krebsrisikos für den Mann um etwa 40 % annehmen, insbesondere seitdem die Substitution von erniedrigten Spiegeln für Estradiol und Progesteron mit der zusätzlichen Gabe von Vitamin D kombiniert wurde.

Im Klartext bedeutet das aber leider, dass dann rechnerisch von hundert Männern, die im Alter ein Prostatakrebs bekommen würden, 40 vor diesem Schicksal bewahrt werden können, aber immerhin noch 60 Männer weiterhin mit dieser Diagnose rechnen müssen. Niemand von den Männern, denen das Krebsschicksal erspart geblieben ist, wird das als Erfolg seiner hormonellen Behandlung verspüren können. Bei den Männern, wo sich dieser Krebs leider nicht verhindern ließ, wird aber verständlicherweise diese Enttäuschung sehr groß sein, weil natürlich jeder Mann gehofft hat, unter der Gruppe derjenigen zu sein, denen diese Diagnose erspart geblieben wäre.

Ich bin fest davon überzeugt, dass die Hauptursache für die Ausbildung von Alterskrebsen bei beiden Geschlechtern im allgemeinen Alterungsprozess zu suchen ist. Solange wir Ärzte also das Altern nicht verhindern können, werden wir vielleicht nur weitere Reduzierungen in der Häufigkeit erreichen können, aber einen endgültigen Sieg über den Alterskrebs werden wir wohl nicht davontragen können. Es sei denn, wir schaffen es, das Altern zu verhindern...?

Es sterben aber erschreckend viele Männer auch heutzutage noch an einem Prostatakrebs was uns zeigt, dass auch die moderne Onkologie dieses Problem noch längst nicht im Griff hat. Sie geht ja von der „merkwürdigen" Voraussetzung aus, dass die Anwesenheit der körpereigenen Hormone für die Ausbildung eines Krebses im Alter verantwortlich ist und so werden dann auch die betroffenen Patienten, Männer wie Frauen, ihres doch noch nur in winzigen Resten vorhandenen, eigenen Hormonspiegels durch chemische Kastration beraubt. Und das dann mit dem Versprechen, dass diese Maßnahme zu einer Heilung des Krebses führt. Leider basieren alle Erkenntnisse über die Wirkungen von Hormonen bei unseren Onkologen einzig und allein auf einer Verwendung von patentierten, synthetischen Industriepräparaten.

Wer sich beim Lesen dieses Leitfadens inzwischen über die enorm wichtige Bedeutung der physiologischen Hormonspiegel zum Erhalt der körperlichen und seelischen Gesundheit und einer alleinigen

Anwendung von bioidentischen Hormonen zum Ausgleich eines Mangels bewusst geworden ist, könnte sich wünschen, dass unsere Onkologen den Mut haben, auch einmal einen anderen Weg zu versuchen, weil niemand mit den bisherigen Erfolgen wirklich zufrieden sein kann. Der Entzug der hormonellen Restproduktion des alternden Menschen erzeugt umgehend eine Potenzierung von bereits bestehenden Beschwerden und fügt neue hinzu! Kann das wirklich der richtige Weg sein, um einen durch Krankheit geschwächten Körper wieder auf „die Beine" helfen?

Aufklärung vor Aufnahme einer Therapie mit Naturhormonen

Nach Auswertung Ihrer Hormonanalysen und der Beurteilung Ihres Beschwerdenbogens ist mit großer Wahrscheinlichkeit damit zu rechnen, dass Sie eine ganze Menge an verloren geglaubter Lebensqualität zurück erhalten könnten.

Bitte bedenken Sie, dass wir bei der Anwendung von naturidentischen Hormonen in keiner Weise eine Risikoerhöhung für irgendein Krankheitsgeschehen machen – wie es bei Verwendung von synthetischen Industrieanfertigungen nach Kenntnis der neuesten Spätschäden in der Gynäkologie bei einer derartigen Behandlung ja leider der Fall ist.

Aber auch wir können nicht bei Ihnen ewige Jugend und ewige Gesundheit oder gar Unsterblichkeit erzielen oder gar den Alterskrebs als besiegt betrachten!

Es ist daher notwendig, dass Sie trotz der guten Vorgaben der Natur, weiterhin Ihre Vorsorgeuntersuchungen durchführen. Auch in einer Früherkennung von Krankheiten liegt die Chance für eine bessere Altersgesundheit! – Aber ich denke, dass Sie auch nicht wirklich der Illusion einer ewigen Jugend und absoluter Gesundheit erlegen sind…?

Wenn Sie sich also darüber im Klaren sind, dass Sie trotz der zu erwartenden Verbesserung Ihres Befindens sterblich bleiben werden und sicher **nicht** eines Tages – in hoffentlich biblischen Alter! – an überschießender Vitalität und Gesundheit von dieser Erde gehen, dann steht dem Start zu einer Regeneration Ihrer Zellen mit Naturhormonen (nicht Verjüngung!) nichts mehr im Wege.

Unterschrift: ……………………………..

Folgender Handzettel könnte einem Patienten zu seiner Information mitgegeben werden:

Argumente, die für eine Einnahme von natürlichem Progesteron beim Mann sprechen:

Einführung

Auch Männer bilden in ihrem Körper nicht unerhebliche Mengen von Progesteron, welches ein wesentlicher Grund ist, dass die Balance zwischen Östrogen und Testosteron auf natürliche Weise gehalten werden kann. Es sorgt für den hormonellen Yin/Yang-Ausgleich.

- Progesteron kann – je nach Bedarf – im Körper sogar in Testosteron umgewandelt werden und kann somit lange den altersabhängigen Abfall von Testosteron und Östrogen (welches ja wiederum aus Testosteron gebildet wird!) verhindern.
- Als eigenständiges Hormon ist es ein Gegenspieler zum Östrogen und „mildert" alle Nebenwirkungen des Östrogens in sofern ab, als es den Körper vor den Folgen einer Überöstrogenisierung bewahren kann und die wenigen Nachteile des Östrogens damit ausgleicht.
- Progesteron ist das einzige Sexualhormon, welches beim Mann keinen direkten Einfluss auf seine Sexualorgane hat.
- Es ist sogar in der Lage, die Wirkung von Östrogen auf das Brustdrüsengewebe zu neutralisieren, was ja durchaus im Sinne des Mannes ist!
- Natürliches Progesteron wurde als ein natürlicher 5-alpha-Reduktasehemmer erkannt und müsste demnach in der Lage sein, die Gesundheit der Prostata zu erhalten und könnte demnach auch das hohe Risiko des Mannes für einen Prostatakrebs senken. Es ist in der Lage, sogar das Risiko für Dickdarmkrebs zu senken! Den Krebs **verhindern** kann es leider nicht!
- Als eigene Wirkung führt natürliches Progesteron zu einer Blutdrucksenkung und zu einem verbesserten Schlafrhythmus. Es ist ein wichtiges, natürliches **Antidepressivum**!
- Es fördert die Wasserausscheidung aus dem Körper und wirkt abwehrstärkend (durch positive Beeinflussung des Zinkhaushalts). Es fördert den Abbau von Fettgewebe unter körperlicher Arbeit und liefert daher Energie durch verbesserte Fettverbrennung!

- Es stimuliert das Wachstum von Haaren und Nägeln, regt die Knochenbildner (und Kollagenbildner) an, wirkt **anregend auf Potenz und Libido**, erhält die intellektuelle Leistung des Gehirns (das Gehirn ist dicht bestückt mit Progesteronrezeptoren!) und wirkt damit wohl auch prophylaktisch gegen die Altersdemenz. (M. Alzheimer)
- Natürliches Progesteron schützt die sog. Schwann'schen Scheiden – das sind quasi die Isolierungen der Nervenstränge –, so das es damit zum Schutz (oder sogar Therapie?) vor einer „Multiplen Sklerose" (Lähmungen der Muskulatur) kommen kann.
- Dieses Hormon hält die Haut und die Schleimhäute elastisch und schützt sie vor Austrocknung.

Natürliches Progesteron müsste demnach auch für die Gesundheit und das Wohlbefinden des Mannes von sehr großer Wichtigkeit sein!

Nebenwirkungen:

Bei richtiger Dosierung wird und darf es keine geben!

Die zusätzliche Therapie von Altersbeschwerden bei Männern mit natürlichem Progesteron ist erstmals von mir, soweit mir bekannt ist, 1999 weltweit beschrieben worden und in die Therapie des Klimakterium virile eingeführt worden. Es gibt seitens unserer Forscher an den Universitäten noch kein Anzeichen, sich mit einer Progesteronsubstitution zu beschäftigen.

Wir betreten also, wie bei der Östrogenbehandlung mit natürlichem Progesteron, therapeutisches Neuland!

Wichtig ist aber, dass wir tatsächlich auch natürliches Progesteron und nicht ein von der Industrie angebotenes Imitat der Natur (Gestagen oder Progestin genannt!) zuführen. Natürliches Progesteron wird, wie schon ausgeführt wurde, wie auch das natürliche Östradiol, aus dem Diosgenin der wilden Yamswurzel gewonnen, die in Mexiko in Plantagen angebaut wird. Wenn wir uns die Progesteron- (und Östrogen-) Kapseln (Rimkus®-Kapseln, bzw. Rimkus®-Kapsel N) in einer lizenzierten Apotheke herstellen lassen, benötigen wir noch nicht einmal den sonst üblichen „Waschzettel", denn Natur kennt bei richtiger Dosierung keine Nebenwirkungen!-

Die Urologen ignorieren in der Mehrzahl leider immer noch die wichtige Hormonkombination Estradiol, Progesteron und Vitamin-D für den Mann. Sie kommen aus mir nicht verständlichem Grund vom ihrem ausgetretenen Pfad einer ja immer noch umstrittenen Testosteronbehandlung nicht ab! Ich erlebe aber mit großer Freude, dass wir auch zunehmend Urologen als Teilnehmer in unserem Intensivseminaren haben, die dann sogar auf unserer Liste der qualifizierten Therapeuten aufgeführt sind.

Daher:

Es ist mit hoher Wahrscheinlichkeit anzunehmen, dass es unter der Behandlung des Mannes mit natürlichem Östrogen, Progesteron und Vitamin D
– auch in der Langzeitbehandlung – zu keinen schädlichen Nebenwirkungen kommen wird, wenn die von mir angegebenen Idealbereiche eingehalten werden auf.

Vertrauen wir also der Schöpfung – denn sie war von Anbeginn an <u>vollkommen!</u>

Und wer es anders sehen möchte, der vertraut dann eben der Evolution, die mindestens 2 Millionen Jahre Zeit hatte, das Optimum finden!

Sicher ist es sinnvoll, sich **vor Therapiebeginn** auch diese oder eine ähnliche Erklärung vom Patienten unterschreiben zu lassen. Wir haben diesen Bogen als Erstinformation all denjenigen Männern zugeschickt, die sich für die Methode interessierten und um einen Vorstellungstermin baten.

Sie können ja ohne Probleme in diesen Text Ihre ganz speziellen Gedanken einfließen lassen:

Wichtige Erklärung vor einem individuellen Heilversuch mit Östrogen/Progesteron beim Mann

Obwohl eigene positive Erfahrungen an über 1000 Männern und einer Beobachtungszeit von mehr als 10 Jahren ein sehr positives Ergebnis bei der Behandlung der männlichen Wechseljahre gezeigt haben, ist die Methode – wie alle anderen Lifestyle- und Anti-Aging-Maßnahmen z. Zt. – immer noch im Pionierstadium und in der Phase der wissenschaftlichen Prüfung. In dem Buch: „Der Mann im Wechsel seiner Jahre" -ISBN 3-931721-43-4 – wird das Behandlungsprinzip für den betroffenen alternden Mann laienverständlich dargelegt. Die Methode konnte inzwischen auch in einem ärztlichen Fachbuch (Naturheilverfahren in der Frauenheilkunde und Geburtshilfe, Hippokrates-Verlag, 3. Auflage) verankert werden. Der um Betreuung nachfragende Mann muss aber zur Kenntnis nehmen, dass es sich bei einer Behandlung immer noch um einen ganz **individuellen Heilversuch** handelt. Dieser Umstand erklärt, dass die gesetzlichen Krankenkassen noch nicht bereit sind, die Behandlungskosten zu übernehmen.

Die größte Sorge eines Mannes ist immer noch die angebliche Gefahr einer Brustentwicklung. Grundsätzlich hat der alternde Mann so wenige Östrogenrezeptoren „geerbt", dass die verwendeten Minimaldosen von Östrogen bislang noch kein wirkliches Brustwachstum gezeigt haben. In ganz wenigen Fällen gibt es aber Männer, die anlagebedingt wohl eine höhere Zahl an Rezeptoren besitzen und daher sensibler auf eine Östrogenbehandlung ansprechen, obwohl die Dosis gering ist. Diese Männer fallen dann entweder aus der Behandlungsgruppe heraus oder müssen eine eigene Entscheidung treffen, ob der erworbene Therapieerfolg diese Sorge oder Tatsache in den Hintergrund bringt. Nach dem Motto: Lieber etwas

II. Teil – Schlagworte und praktische Hinweise zur Therapie

Brust und dafür glücklich – oder platt und früher gebrechlich (sogar früher tot?) Schauen Sie sich am Strand um, wie viele Männer im Alter ohne eine Östrogenbehandlung eine mitunter recht beachtliche Brustentwicklung aufweisen! Dieses Phänomen kann man aber dieser Hormonbehandlung nicht anlasten!

Private Krankenkassen haben eine auf den Grundlagen einer Therapie eines approbierten Arztes durchgeführten Behandlung mit rezeptpflichtigen Substanzen nach dem Gesetz eigentlich eine Erstattungspflicht der anfallenden Kosten. Hier gibt es aber dennoch grundsätzlich bei allen gesetzlichen Krankenkassen und gelegentlich mit einzelnen Kassen (Allianz) und Beihilfestellen bei der Erstattung der Kosten Schwierigkeiten. Lösen Sie bitte diese Probleme selber und ersparen Sie Ihrem Arzt einen aufwendigen Schriftwechsel. Wir bitten höflich darum, dass die Praxis von diesen persönlichen Problemen mit Krankenkassen und Beihilfestellen verschont bleibt. Wer letztendlich nicht bereit ist, die bei der Behandlung anfallenden Kosten notfalls auch ohne Erstattung durch eine Krankenkasse oder Beihilfestelle dann selber zu tragen, möge uns um eine Behandlung bitten.

Der Einstieg in die Therapie ist die Zusendung der Hormonwerte für Östrogen, Progesteron, Vitamin-D, Testosteron und PSA oder einer Blutprobe, aus der wir diese Hormone bestimmen lassen. Der Patient sendet uns einen ausgefüllten Beschwerdebogen zu, den er bei uns (gegen Rückporto) anfordern kann.

Die Analysenergebnisse werden in Beziehung zum Beschwerdebogen analysiert. Diese Auswertung geht dem zukünftigen Patienten schriftlich zu.

Eine zuvor durchgeführte **urologische Vorsorgeuntersuchung** ist eine unabdingbare Vorbedingung, ohne die eine Behandlung in unserer Praxis nicht begonnen werden kann. Diese Vorsorgeuntersuchungen sind jährlich zu wiederholen, wozu sich der zukünftige Patient hiermit verpflichtet.

Durch die nachfolgende Unterschrift werden die Informationen dieser Erklärung verbindlich zur Kenntnis genommen.

Datum: ……….   Unterschrift: ……………………………..

Den folgenden Anamnesebogen kann der Patient schon zusammen mit dem obigen im Voraus ausfüllen und zum ersten Sprechstundengespräch (neben seinem ausgefüllten Beschwerdebogen) (s. unten) zum ersten Sprechstundengespräch mitbringen.

Anamnese

Name / Vorname:_____
Beruf:_____

Geburtsdatum:_____

Raucher: ja.....☐   nein......☐   gelegentlich.....☐

Welche Grunderkrankungen liegen vor: keine:........☐
1. _____
2. _____
3. _____
4. _____

Liegt ein Krampfaderleiden vor: ja.......... ☐   nein.......... ☐
Wurden Krampfadern operiert: ja.......... ☐   nein.......... ☐

Welche Medikamente nehmen Sie zurzeit ein:

1._____
2._____
3._____
4._____
5._____
6._____

II. Teil – Schlagworte und praktische Hinweise zur Therapie

Datum Ihrer letzten urologischen (oder internistischen) Vorsorgeun ersuchung:

Wurde die Prostata mit untersucht:
ja ....☐
nein ..... ☐

War die Prostata vergrößert:
ja ....☐
nein ..... ☐

Gab es bei der Vorsorgeuntersuchung sonst noch wichtige Befunde:
Falls ja ....
☐ ....   welche:

Bitte starten Sie keine Behandlung, ohne dass Ihr Patient Sie mit nachfolgend empfohlenem Bogen über sein Beschwerdenprofil informiert hat!

Erfassung der Beschwerden der männlichen Wechseljahre vor einem geplanten individuellen Heilversuch mit Östrogen/ Progesteron (Nach RIMKUS®)

Symptom:	niemals (0)	selten (1)	häufig (2)	stark (3)	Punkte
Ich leide unter Gelenk -und/ oder Rückenschmerzen					
Meine Merkfähigkeit lässt nach					
Ich schwitze auch ohne körperliche Belastung – tagsüber und/oder nachts					
Mein Schlaf ist gestört					
Ich leide unter Kopfschmerzen					
Meine sexuelle Lust nimmt ab					
Ich habe Probleme mit meiner Erektion (Potenz)					
Ich muss nachts Wasser lassen					
Ich leide unter Trockenheit von Haut und/oder Schleimhäuten (Augenbrennen)					
Ich beobachte einen zunehmenden Haarausfall					
Ich leide unter Luftnot bei körperlicher Belastung					
Ich leide unter Herzstolpern und Herzjagen, Herzschmerzen					

II. Teil – Schlagworte und praktische Hinweise zur Therapie

Symptom:	niemals (0)	selten (1)	häufig (2)	stark (3)	Punkte
Ich habe das Gefühl, dass meine „Lebensenergie" nachlässt					
Ich leide unter Anfällen von Traurigkeit					
Ich bin meines Lebens überdrüssig					
Ich habe das Gefühl, nicht mehr so viel wert zu sein					
Ich drücke mich vor Verantwortung					
Summe der markierten Punkte:					

Score: 0-17   Punkte: (noch keine sicheren Wechseljahresprobleme) Behandlung als Prophylaxe zu empfehlen.
              18-34   Punkte: eine Behandlung sollte erfolgen.
              35-51   Punkte: <u>dringende Behandlungsbedürftigkeit</u>!

Der Patient muss einige Vorbedingungen erfüllen, bevor er z.B. durch einen Arzt/Ärztin in die Betreuungsgruppe aufgenommen werden kann:

Bedingungen vor Therapieaufnahme (Minimalforderung)

- Kenntnis des Beschwerdenprofils
- Bestimmung und Ergebnis des E2 – Spiegels
- Bestimmung und Ergebnis des Progesteronspiegels
- Orientierende Bestimmung von: Testosteron (gesamt) und PSA
- Unterzeichnung der „Erklärung" zur Östrogen- und/oder Progesterontherapie
- Vorlage einer aktuellen internistischen bzw. urologischen Vorsorgeuntersuchung. (gegebenenfalls als Auftragsleistung an Urologen)
- Erhebung der Anamnese zum Ausschluss von Kontraindikationen
- Gegebenenfalls Kollagen/Knochendichtemessung

Beispiele für das Therapiemanagement

Bevor Sie sich nun in die Auflistung verschiedener Therapiepläne vertiefen, möchte ich noch etwas ganz Grundsätzliches voranstellen.

Dieses ist mir deshalb ein besonderes Anliegen, weil ich Zuschriften von Männern erhalte, die durch eine angebliche Behandlung nach der „Methode RIMKUS®" verunsichert sind, weil die Therapie nicht dem Leitfaden gemäß erfolgt.

Daher möchte ich ganz eindringlich betonen, dass die von mir in Aussicht gestellten Therapieerfolge dann – und nur dann – erzielt werden können, wenn auch streng nach meinen Vorgaben behandelt wird. Alle Variationen, nämlich die Verwendung von Industrieanfertigungen jeglicher Art, wozu ich auch die Hormonpflaster und Hormoncremes zähle, mögen vielleicht auch wirksam sein, sind aber seinerzeit bei meinen Überprüfungen in der überwiegenden Mehrzahl als nicht ausreichend potent durchgefallen!

Hier muss dann jeder Anwender selber sehen, mit welchen Erfolgen er sich bei seinen Patientinnen zufrieden geben möchte. Er verlässt aber mit einem solchen Handeln die Geborgenheit der gesammelten Erfahrungen, die in meiner Methode stecken! Die Methode RIMKUS® ist einzig und allein auf der Verwendung von individuell gefertigten Hormonkapseln mit körperidentischen Hormonen aufgebaut!

Insofern finde ich es dann auch müßig, sich bei mir über nicht in vollem Umfang eingetretene Erfolge zu beklagen, wenn von meinen Vorgaben abgewichen wurde. Ersparen Sie sich diese Nachricht an mich und ersparen Sie mir, immer wieder darauf zu antworten.

Wer es unseren „Wissenschaftlern" wirklich glauben möchte, dass angeblich transdermal zugeführtes Hormon weniger Karzinome nach sich zieht, weil die primäre Leberpassage angeblich nur damit umgangen wird, der soll das dann tun. Er vergisst aber, dass unsere „Wissenschaftler" diese Erkenntnis wahrscheinlich nur als Werbung für ihre propagierten transdermalen Zubereitungen publizieren. Denn eine orale Applikation von in Fett gelösten Steroidhormonen umgeht den primären Leberkreislauf ebenso!

Was die Aussage betrifft, dass transdermal zugeführte Hormone die Krebsgefahr angeblich nicht erhöhen, kommt daher zu Stande, weil unsere Forscher für diesen Vergleich nicht bioidentische Hormone, sondern synthetische Hormon-Analoga herangezogen haben. Da die transdermalen Hormonzubereitungen tatsächlich natürliche Hormone enthalten, ist natürlich eine Gegenüberstellung zu Hormonplagiaten nur insofern für uns interessant, weil damit nachgewiesen werden konnte, dass bioidentische Hormone das Krebsrisiko eben nicht erhöhen. Gleichzeitig lieferten unsere Forscher aber einen Beweis, dass die von ihnen ansonsten bevorzugten Synthetika eben dieses Risiko tatsächlich erhöhen!

Den Resorptionsweg der bioidentischen Hormone bei oraler Einnahme habe ich bereits vorher beschrieben.

Lassen Sie sich bitte also nicht von der Lobby der Pflasterenthusiasten verunsichern! Unser Körper hat zu keiner Zeit mit einem kleinen Schlauch die gerade gebildeten Hormone auf die Haut geträufelt! Von Anbeginn an haben die Hormondrüsen, immer unter Umgehung des primären Leberkreislaufs, die Hormone in die Lymphe sezerniert. Würden sie diese in das venöse System abgeben, wären die Hormone damit zur sofortigen Elimination durch die Leber verdammt. Solch eine Panne wäre der Natur aber sicher schon lange aufgefallen.

Zur Erinnerung!

Eine wichtige Information vor Aufnahme der Behandlung

Sie sollten Ihre Patienten darauf hinweisen, dass eine wichtige Vorbedingung für die kontinuierliche Weiterführung Ihrer Hormontherapie eine aktuelle urologische Vorsorge-Untersuchung ist, die nicht älter als drei Monate sein sollte.

Bei dieser Untersuchung sollte (trotz aller widersprüchlichen Meinungen!) auch der Prostata-Faktor PSA bestimmt werden. Selbstverständlich enthält die urologische Untersuchung auch eine klinische Beurteilung der Prostata. (Ultraschall)

Ich hatte Sie ja zuvor über die bedrückende Häufigkeit eines Prostatakarzinoms hingewiesen. Und es darf nicht vorkommen, dass sich Männer in Ihrer regelmäßigen Betreuung befinden, die mit einem bislang noch un entdeckten Prostatakarzinom umher laufen.

Wie ich erläuter habe, ist diese Vorsichtsmaßnahme trotz einer Risikoverminderung für das Prostatakarzinom unter der Behandlung mit bioidentischen Hormonen dringend notwendig!

Sie sollten die Bitte aussprechen, dass der Urologe Ihnen dann einen kurzen Bericht über die durchgeführten Untersuchungen übermittelt, damit Sie gegebenenfalls daraus Ihre Rückschlüsse ziehen können.

Eine urologische Vorsorgeuntersuchung sollte dann in jährlichen Abständen wiederholt werden. Können Ihnen Ihre Patienten die notwendigen Untersuchungsberichte nicht vorweisen, sollten Sie eine Weiterbehandlung ablehnen.

Selbstverständlich entfällt diese „Information" an Sie und an Ihre Patienten, wenn Sie als behandelnder Arzt oder Ärztin selber fachkundig all diese Untersuchungen vornehmen können! Das wäre z. B. eine Betreuung in einer urologischen Praxis.

Beispielhafte Therapiepläne

Im Folgenden möchte ich Ihnen nun vier Beispiele geben, wie Sie einen Therapieplan für einen Patienten aufstellen könnten. Empfehlenswert ist, sich eine Druckmaske im Praxis PC davon abzuspeichern. Dort können dann die individuellen Abweichungen der einzelnen Hormondosierungen eingetragen werden. Die Erfahrung hat gezeigt, dass es sehr hilfreich ist, diesen Plan immer ausgedruckt in die Karteikarte des Mannes zu legen und dem Patienten eine Kopie mit nach Hause zu geben, damit er möglichst keine Fehler macht. Da fast jeder Mann eine etwas andere Kapsel einnimmt, gibt es bei einer telefonischen Bitte um Nachrezeptur dann auch für die Arzthelferinnen keine Probleme, welches Rezept sie für einen Mann dann ganz persönlich zur Unterschrift durch Sie vorbereiten muss.

Beispiel I:
Therapieplan für die Erstverordnung einer Östrogen- Progesteron-Vitamin-D Verordnung. Es kann von Vorteil sein, zum Behandlungsbeginn die Hormone in Einzelkapseln fertigen zu lassen, um eine Unabhängigkeit in der Dosierung zu haben, bevor die Idealbereiche erreicht sind.

Beispiele für das Therapiemanagement

**Therapieplan I
für einen individuellen Heilversuch**

Sie rezeptieren: (Einschleichdosis)

Rp.
Rimkus®-Kapseln N
Östradiol, mikro..0,15 mg
Cholecalciferol..1000 I.E.
Zink- D-glukonat...35 mg
Kupferglukonat...0,05 mg
q.s Olivenöl..Nr.: CC

Rp.
Rimkus®-Kapseln N
Progesteron, mikro...50 mg
Cholecalciferol..1000 I.E.
Zink- D-glukonat...35 mg
Kupferglukonat...0,05 mg
q.s. Olivenöl...Nr.: CC

Wie Sie erkennen, enthält die erste Kapselsorte Östradiol, die andere Progesteron.
Der Patient nimmt dann jeweils **morgens und abends eine Kapsel** zur Mahlzeit ein. Sollte er über eine zu große Müdigkeit oder Schwindel klagen, so kann er die morgendliche Kapsel mit Progesteron vorübergehend fortlassen.
Hat er ein Spannungsgefühl in der Brust, so wird vorübergehend die Einnahme der Kapsel mit Östradiol individuell reduziert.
Diese Rezeptur ermöglicht Ihnen eine gute Variationsmöglichkeit bei einer Ersteinstellung. Sie ersparen einem Patienten dann, dass er andere Kapseln benötigt, falls Sie sich bei der Eingangsdosis verschätz haben.

Eine mögliche Information, die dem Patienten mitgegeben werden kann:

Im Fall von Brustschmerzen sollten Sie die Kontrollanalyse vorziehen. Wenn durch die Blutentnahme die Situation dokumentiert ist, sollten Sie, bis neue Order von mir kommt, Ihre Tagesdosis um 50% reduzieren, in dem Sie die **Morgendosis** *ganz weglassen.*

Unser Fernziel wird es sein, dass Sie vielleicht einige Ihrer bisherigen Medikamente, die Sie vielleicht jetzt noch täglich benötigen, nicht mehr benötigen werden. **Reduzieren Sie aber bitte nicht von sich aus Ihre Verordnungen, sondern nur in Absprache mit Ihren Ärzten, die Sie bislang behandeln!**

Rezepte können, wenn die Substanzen aufgebraucht sind, in unserer Praxis telefonisch angefordert werden. **Sind die Kontrollintervalle eingehalten, wird auch weiter rezeptiert.**
Die erste <u>kritische Bilanz</u> unseres Therapieerfolges ziehen wir, wenn Sie <u>**6 Monate lang in den optimalen Bereichen**</u> des männlichen Hormonspeigel waren. **Sollte bis dahin kein Erfolg sichtbar sein, können wir die Bemühungen abbrechen.**

Bitte beachten Sie:

Bislang hat noch keine Firma eine Zulassung für natürliches Östrogen und/oder Progesteron für die Männerbehandlung beantragt. Wegen der nicht vorhandenen Patentiermöglichkeit ist auch wohl nicht damit zu rechnen. Nach altem Brauch lassen wir hiermit mit dieser Information und Ihrer Unterschrift diese beiden Hormone für Sie persönlich im Sinne Ihres individuellen Heilversuchs zu.

Datum: ....

Unterschrift: ....

(**Anmerkung für Ärzte:** Bitte lassen Sie sich einen Therapieplan vom Patienten unterschreiben, weil Östrogen und Progesteron noch nicht für die Männertherapie offiziell zugelassen sind. Mit dieser Unterschrift sind Sie juristisch für einen <u>**individuellen Heilversuch**</u> dann aber auf der sicheren Seite!)

Therapieplan II:
Dieser Therapieplan ist für einen Mann gedacht, der bereits gut eingestellt ist, bei dem Sie also seine Erhaltungsdosis bereits erarbeitet haben. Sie können natürlich auch mit diesem Therapievorschlag primär starten, wenn Sie in der Methode bereits gut eingearbeitet sind.

Therapieplan II:

Rp.
Rimkus®-Kapseln N
Östradiol, mikro......0,15 mg
Progesteron, mikro.....80 mg
Cholecalciferol..........1000 I.E.
Zink- D-glukonat......... 35 mg
Kupferglukonat.........0,05 mg
q.s. Olivenöl ....Nr.: CC

Die Einnahme wird mit dieser Rezeptur einer Kombikapsel für den Patienten erheblich erleichtert . Er muss dann nur noch morgens und abends eine Hormonkapsel einnehmen und alles ist gerichtet.
Selbstverständlich können die Mengenangaben für die Hormone individuell nach den vorliegenden Gegebenheiten abgeändert werden.

Diese folgende Benachrichtigung wird Ihrem Patienten helfen, zur rechten Zeit zu einer Überprüfung seiner Serumspiegel in der Praxis zu erscheinen. Durch die Verordnung von 200 Rimkus®-Kapseln ist Ihr Patient für gut drei Monate versorgt und es kommt dann bei Einhalten des empfohlenen Kontrolltermins nicht zu einer unnötigen Unterbrechung der Hormoneinnahme.

Beispiel:
Die erste Kontrolle, ob das gewählte Therapieschema Ihr Wohlbefinden erhalten hat und Ihre Hormonspiegel in die Idealbereiche gebracht hat, bzw. diese erhalten hat, machen wir in etwa 8 Wochen nach Umstellung Ihrer Behandlung auf die Kombikapseln. Es ist sehr wichtig, dass die Blutabnahme zur Hormonanalyse in der Praxis etwa zwei Stunden nach der letzen Kapsel vorgenommen werden kann!

Therapieplan III

Sonderfall - der hochbetagte Mann

Ihre Therapieerfolge werden sich rasch in Ihrer Umgebung herum sprechen und es wird nicht lange dauern, bis ein hochbetagter Patient Sie um Hilfe bitten wird. Anfangs habe ich geglaubt, dass ein solches Ansinnen eines vielleicht schon 75 bis 80-jährigen Mannes abgelehnt werden sollte, weil sich ja nahezu alle ehemaligen Symptome in körperlichen Befunden manifestiert haben. Die Zukunft ist also bereits zur Gegenwart geworden..

Ich habe dann aus rein humanitären Gründen solchen Männern dann doch meine Hilfe nicht verweigern können und war hoch erfreut, dass sich auch in dieser Klientel noch zaghafte, aber dankbar angenommene Verbesserungen erzielen lassen. Es ist aber unmöglich, einem solchen Hochbetagten im Voraus zu schildern, mit welchen Verbesserungen er rechnen kann. Das ist eine höchst individuelle Reaktionsmöglichkeit des älteren Körpers.

Sicher können wir hier nicht mehr mit dem vollen Spektrum der möglichen Erfolge rechnen und sollten in unserem Heilversprechen auch zurückhaltend sein.

Einen Versuch ist es aber in jedem Fall wert!

Rezeptbeispiel:
Rp.
Rimkus®-Kapseln N
Östradiol, mikro……………...……..0,15 mg
Progesteron, mikro………............…….30 mg
Cholecalciferol……………………….1000 I.E.
Zink- D-glukonat ……………..……….. 35 mg
Kupferglukonat…………... ……..…….0,05 mg
q. s. Olivenöl ……………………..…..Nr.: CC

Beispiele für das Therapiemanagement

Wie Sie erkennen können, erhält der hochbetagte Mann eine Dosierung, wie sie noch etwas unterhalb meiner sonst empfohlenen „Einschleichdosis" ist.

In der Behandlung eines so alten Mannes kann es von Vorteil sein, die hormonelle Substitution mit einer zusätzlichen Gabe von Rechtsregulat® Bio zu kombinieren. Das Rechtsregulat® kann in der Lage sein, die geschwächten Mitochondrien zu revitalisieren. Durch den jahrelangen Hormonmangel ist durch die Atrophie der Zellen sowohl die Zahl der Mitochondrien pro Zelle reduziert, als auch ihre Vitalität geschwächt worden. Es wird dem Hochbetagten also nicht schaden und ihm eine kleine Hoffnung mehr auf einen kleinen Therapieerfolg ermöglichen.

Therapieplan IV

Die Ausnahme:

Dieser Therapievorschlag bezieht sich auf Männer, die bei der Erstanalyse noch einen ausreichend hohen Östradiolspiegel aufweisen aber einen deutlichen Mangel an Progesteron (und Vitamin-D) zeigen.
Es gibt aber auch Männer, die innerlich noch nicht bereit sind, eine Östrogenbehandlung zu akzeptieren oder bei denen Sie - aus welchen Gründen auch immer - nur eine Progesteronsubstitution vornehmen möchten.
Da Progesteron, wie Sie sich in meinen Ausführungen überzeugen konnten, ein sehr weit gefächertes Wirkspektrum besitzt, wird ein so behandelter Mann eine Menge an Vorteilen für sich verbuchen können. Und vielleicht wird er dann später sogar bereit sein, auch Östradiol in einer Rimkus®-Kapsel zu akzeptieren?

Rp.
Rimkus®-Kapseln N
Progesteron, mikro............100 mg
Cholecalciferol....................1000 I.E.
Zink- D-glukonat .... 35 mg
Kupferglukonat................0,05 mg
q. s. Olivenöl ....Nr.: CC

Wie Sie sehen, schlage ich hier zur Kompensation des fehlenden Östradiols eine höher Kapseldosis für Progesteron vor, die natürlich auch hier wieder individuell abgeändert werden kann.

Auch das sollte beachtet werden!

Beispiele für das Therapiemanagement

Wir konnten bei einer Langzeitanwendung häufig beobachten, dass sich mit zunehmend verbesserter Altesgesundheit, Lebensqualität und Lebensfreude, die gemessenen Serumspiegel Anlass gaben, die Hormondosen in den Kapseln schrittweise zu reduzieren. Oft bis zur den anfänglich benutzen „Einschleichdosen". Und das, ohne zu beobachten, dass die gemessenen Werte aus den Idealbereichen herausrutschten oder gar Einbußen an Therapieerfolgen zu verzeichnen waren.

Offenbar kommt es nach längerer Einnahme der Rimkus®-Kapseln zu einer erfreulichen Erholung der Nebennierentätigkeit, denn es konnte ja nur eine wieder aufgelebte Eigenproduktion der Grund sein, dass die Substitutionsspiegel abgesenkt werden konnten.

Es ist also auch aus diesem erfreulichen Grund wichtig, bei einer gut eingestellten Klientel doch stichprobenartige Hormonanalysen bei einer Langzeitanwendung nicht zu vergessen.

Zum Schluss noch ein „Geheimtipp"

Eine selber herzustellende Creme für eine bessere Gesichtshaut und für einen guten Epithelschutz, z.B. auch auf der Eichel.

Denn ein intaktes und elastisches Epithel auf der Gliedspitze ist eine der Voraussetzungen für eine schmerzlose und damit ungestörte Sexualität!

Kaufen Sie sich in der Apotheke oder in einer Drogerie eine große Dose Oliven – Körper – Butter. (250 Gramm). Den Inhalt füllen Sie in ein Rührgefäß für Ihren Mixer ein.

Zu der Olivenbutter leeren Sie eine ganze Tube einer östriolhaltigen Creme (z. B. Oestrogynädron® 1%, oder Ovestincreme® Beide Zubereitungen sind aber rezeptpflichtig! Geben Sie ein geschätztes Drittel einer Tube Progestogel® (eben- so rezeptpflichtig!) hinzu.

Jetzt schneiden Sie mit Ihrer Küchenschere 10 Ölkapseln Vit. E rezeptfrei aus der Drogerie (400 mg = 600 I.E.) an der Spitze auf und drücken den öligen Inhalt zu der Creme. Ein Schuss goldgelbes Sanddornöl gibt der fertigen Creme eine schöne Farbe – ist aber nicht unbedingt wichtig. Dann schalten Sie den Mixer ein und erhalten nach kurzer Zeit eine wohl unübertroffene Haut- und Gesichtscreme, wie sie sonst nirgends in einer Drogerie in dieser Zusammensetzung zu finden ist! Pflegen Sie dann neben der Haut auch bitte damit die Schleimhäute des äußeren Genitale, wie ich schon sagte! (Auch eine Frau würde gleichwohl von dieser Creme profitieren!)

Aber, wohlgemerkt! Hier soll nicht eine transdermale Hormonsubstitution erfolgen, sondern es wird der lokale Effekt von Östriol und Progesteron auf die Hautoberfläche in Kombination mit den übrigen Substanzen kosmetisch ausgenutzt. In dieser Zubereitung verändern sich die Substitutionsspiegel im Blut nicht relevant, so dass die Anwendung der Creme ohne Rücksicht auf die augenblickliche Dosierung der Hormonkapseln erfolgen kann. Und außerdem wäre ja bei der transdermalen Applikation, wie Sie schon lesen konnten, eine Resorption ins Blut eh sehr minimal.

Und warum wirkt diese Creme so gut?

Nun, schon Kleopatra benutzte Olivenöl, um ihre Schönheit zu erhalten! Leider standen ihr aber damals noch nicht die hormonellen Zusätze zur Verfügung...

Und warum sollen Männer unnötig „schrumpelig" aussehen? Der Zusatz an Östriol bedeutet eine besondere Wirkung auf die äußere Haut, denn im Körper gehört Östriol nur zu den sehr schwach wirksamen Östrogenen. Das Progesteron strafft das Gewebe und verbessert das kollagene Bindegewebe der Haut. Und Vit. E ist ein allbekanntes Hautschutzvitamin. Was will man mehr?...

Wer es etwas professioneller und einfacher (aber dann teurer!) haben möchte, kann die fertige Zubereitung auf Privatrezept an der gleichen Stelle, wo Sie Ihre Kapseln bestellen, per Rezept (!) beziehen.

Dort können Sie zwei Variationen, nämlich Gesichtscreme und Körper- creme, ja sogar eine besondere Creme für die Umgebung der Augen fertigen lassen.

Rezeptbeispiel 1: Gesichtscreme	
Rp.	
Estriol	0,30 %
Progesteron	2,00 %
Vitamin E -acetat	1,50 %
Olivenbutter ad	… g (hier tragen Sie die erwünschte Menge ein: z.B. 50 g
Rezeptbeispiel 2: Bodylotion	
Rp.	
Estriol	0,03 %
Progesteron	0,20 %
Vitamin E -acetat	1,50 %
Olivenbutter ad	...g (hier tragen Sie die erwünschte Menge ein: z.. B. 100g, 100g oder 200g)

Schlussbemerkung

Dieser Leitfaden soll die Arbeit für interessierte Ärztinnen und Ärzte aller Fachrichtungen – erleichtern. Vielleicht wird auch mancher um Hilfe suchende Mann mit diesem Leitfaden „unter dem Arm" seinen Therapeuten suchen und hoffentlich auch finden. Weisen Sie ihn bitte nicht ab! Sie besitzen ja jetzt diesen Leitfaden! – Und denken Sie auch einmal an Ihr eigenes Altern!

> **Wer sich nicht rechtzeitig um die Zukunft kümmert, könnte einmal die Gegenwart bereuen!**

Kritiker der Methode RIMKUS® aus der Zeit, in der ich die Methode der Öffentlichkeit vorstellte, haben sich durch die bisherigen Erfolge bei einer nun schon 20- jährigen Anwendung ohne erkennbare Nachteile, selber widerlegt. Sicher haben sie damals viele Männer davon abhalten können, sich einer von mir empfohlenen Behandlung zu unterziehen. Und es war eben nicht so, dass dann diese „Verweigerer" alle kerngesund geblieben sind und ihren Lebensabend unbeschwert genießen können, während die behandelte Gruppe dahingerafft wurde. Das Gegenteil ist gottlob der Fall! Heute können wir den Zögerern von damals nun nicht mehr helfen, schade! Und nicht wenige der „Verweigerer" sind inzwischen sogar schon verstorben! Dem Rest bleibt dann nur noch übrig, jetzt „die Gegenwart zu bereuen".

Seit Jahresbeginn 2005 sind meine Frau und ich im Ruhestand. Nach unserem Ausscheiden aus dem aktiven Berufsleben fehlt es auch im Jahr 2014 immer noch an ausreichenden Therapieplätzen für Männer.

Die Gründung des Hormon-Netzwerkes unter dem Dach der AG BioMed durch die Initiative von Herrn Dr. Dr. Thomas Beck in München, trägt nun in hohem Masse dazu bei, dass sich diese Situation schrittweise verbessern wird. (www.hormon-netzwerk.de)

Urologen ignorieren in der Mehrzahl leider immer noch die wichtige Hormonkombination Östradiol, Progesteron und Vitamin-D für den Mann. Sie beharren aus mir nicht verständlichem Grund auf Ihrem ausgetretenen Pfad einer ja immer noch umstrittenen und wenig effektiven Testosteronbehandlung. Ich erlebe aber mit großer Freude, dass wir auch zunehmend Urologen als Teilnehmer in unseren Intensivseminaren haben, die dann sogar auf unserer Liste der qualifizierten Therapeuten aufgeführt sind.

Da es mit hoher Wahrscheinlichkeit anzunehmen ist, dass es unter der Behandlung des Mannes mit natürlichem Östrogen, Progesteron und Vitamin D auch in der Langzeitbehandlung **zu keinen schädlichen Nebenwirkungen** kommen wird, wäre es im Sinne der alternden Männer sehr wünschenswert, wenn sich die Kenntnis über dieses wertvolle Hilfsangebot noch besser von Mann zu Mann und von Praxis zu Praxis herum sprechen würde.

Vertrauen wir also den Vorgaben der Schöpfung, denn sie war von Anbeginn an vollkommen! Und - wer es anders sehen möchte, der vertraut dann eben der Evolution, die mindestens 2 Millionen Jahre Zeit hatte, das Optimum finden!

Wer zusätzlich an meinem ebenso bewährten Therapiekonzept für klimakterische Frauen interessiert ist, dem sei mein „Leitfaden zur Behandlung von Frauen mit natürlichen Hormonen" empfohlen. Er liegt beim gleichen Verlag Mainz jetzt auch in einer dritten überarbeiteten Auflage vor und kann im Buchhandel oder über meine Homepage www.rimkus.info (Button: „eigene Literatur", „Bestellung") gegen Vorkasse bezogen werden. Vielleicht interessieren Sie sich auch, welch ein dornenreicher Weg es war. die Methode Rimkus® aus der Taufe zu heben? Dann lesen Sie Näheres in meiner im Mainz Verlag erschienenen Autobiografie nach! Ebenso empfehlen möchte ich mein Buch: „Der Mann im Wechsel seiner Jahre", das im Verlag Arche Noah erschienen ist und inzwischen zu einem Verlagsbestseller geworden ist.

Es ist schön für meine Frau und mich mit zu erleben, wie sich die Methode Rimkus® mit der Anwendung von körperidentischen Hormonen doch stetig weiter verbreitet. Und das sogar über unsere Landesgrenzen hinweg! Wenn es aber stimmt, was Max Planck einmal geschrieben hat, dann müssen die Gegner von den Hormonen, die in unseren Körpern zu unserem Segen kreisen, erst ausgestorben sein, bis die Widerstände aus diesen Kreisen aufhören:

Zitat: (Max Planck)

> **„Eine neue wissenschaftliche Methode pflegt sich nicht in der Weise durchzusetzen, dass ihre Gegner überzeugt sind und sich als belehrt erklären, sondern vielmehr dadurch, dass ihre Gegner langsam aussterben und die heranwachsende Generation von Vornherein mit der neuen Wahrheit vertraut ist."**

Schade, wenn Männer wirklich noch so lange warten müssten…

All den Skeptikern und Gegnern meiner Methode gegenüber möchte ich mit einem lateinischen Zitat etwas Wind aus ihren Segeln nehmen:

> **Non confundar in aeternum!**
>
> (frei übersetzt:)
> Auch ich werde nicht bis in alle Ewigkeit verworfen werden können!

Schlussbemerkung

Literaturempfehlung

V. Rimkus
„Der Mann im Wechsel seiner Jahre,
Lebenslust statt Lebensfrust im Alter"
3. Auflage
Michaelsverlag,

ISBN: 3-931721-43-4

Dittmar/Loch/Wiesenauer:
„Naturverfahren in der Frauenheilkunde und Geburtshilfe".
3. Auflage des Fachbuches
Hippokrates Verlag,

ISBN: 3-8304-5206-3

V. Rimkus
Die RIMKUS® – Methode, Eine natürliche Hormonersatztherapie für die Frau
3. Auflage
Mainz Verlag

ISBN: 3-8107-4802-1

V. Rimkus
Wechseljahre-Ein behandelbares Schicksal
Mainz Verlag,
ISBN: 10-3-8107-0059-2

V. Rimkus
Gegenden Strom, aber immer bergauf - Autobiografie
Mainz-Verlag
ISBN: 3-8107-0134-3

Gernot H. G. Sinnecker Sexualhormon bindendes Globulin Georg Thieme Verlag Stuttgart, 1993
ISBN: 3-13-799301-6

Prof. Jörg Spitz:
Vitamin D
Krebszellen mögen keine Sonne, Mankau Verlag GmbH
ISBN: 978-3-938369-64-3

Vitamin D, das Sonnenhormon
Mankau Verlag GmbH
ISBN:978-3-00-027740-5

Vitamin D Update 2012, Dustri- Verlag Dr. Karl Feistle
ISBN: 978-3-87185-413-2

Im Verlag Mainz ist ebenfalls erschienen

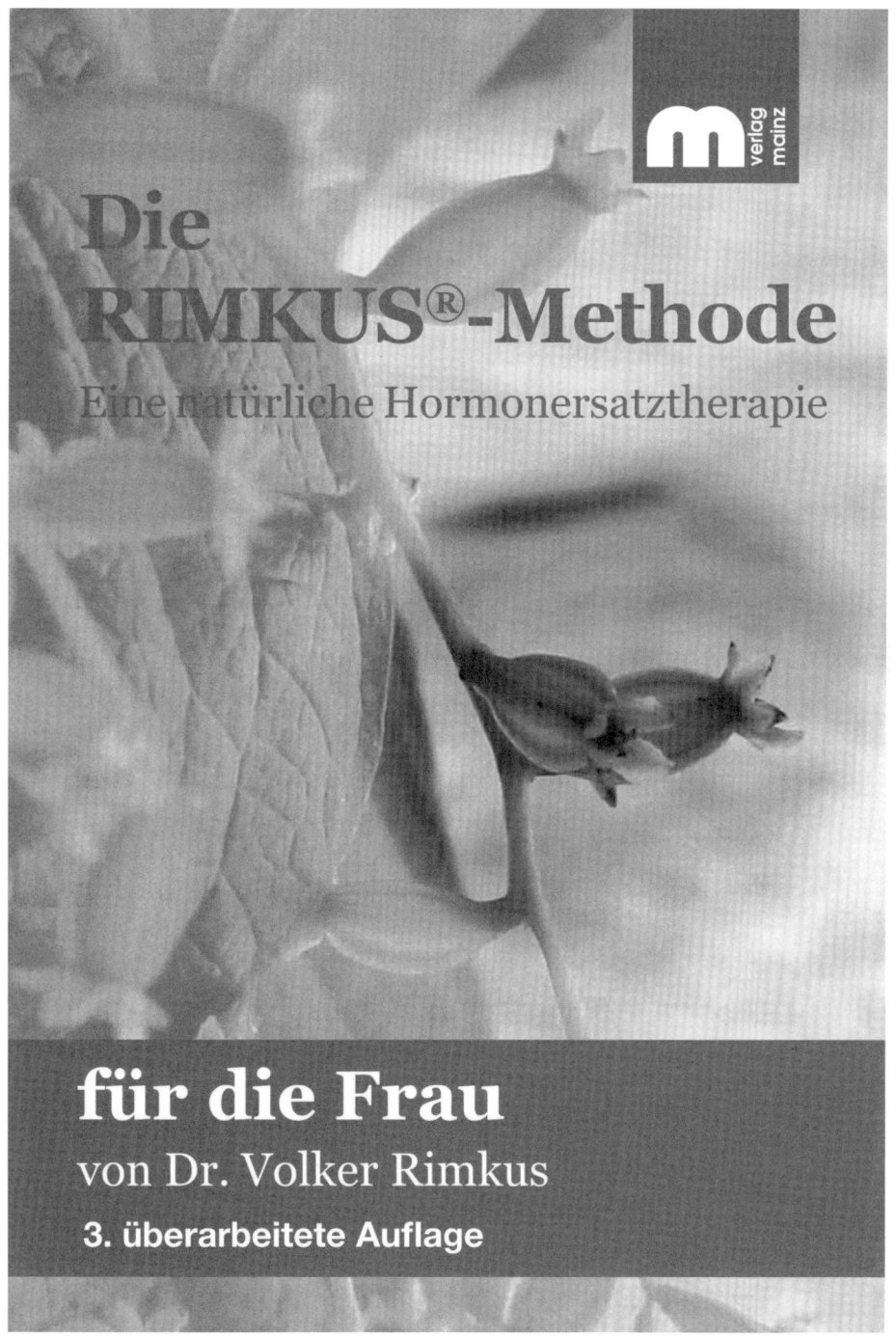

3. aktualisierte Auflage 2014
ISBN 3-8107-4802-1

Im Verlag Mainz ist ebenfalls erschienen

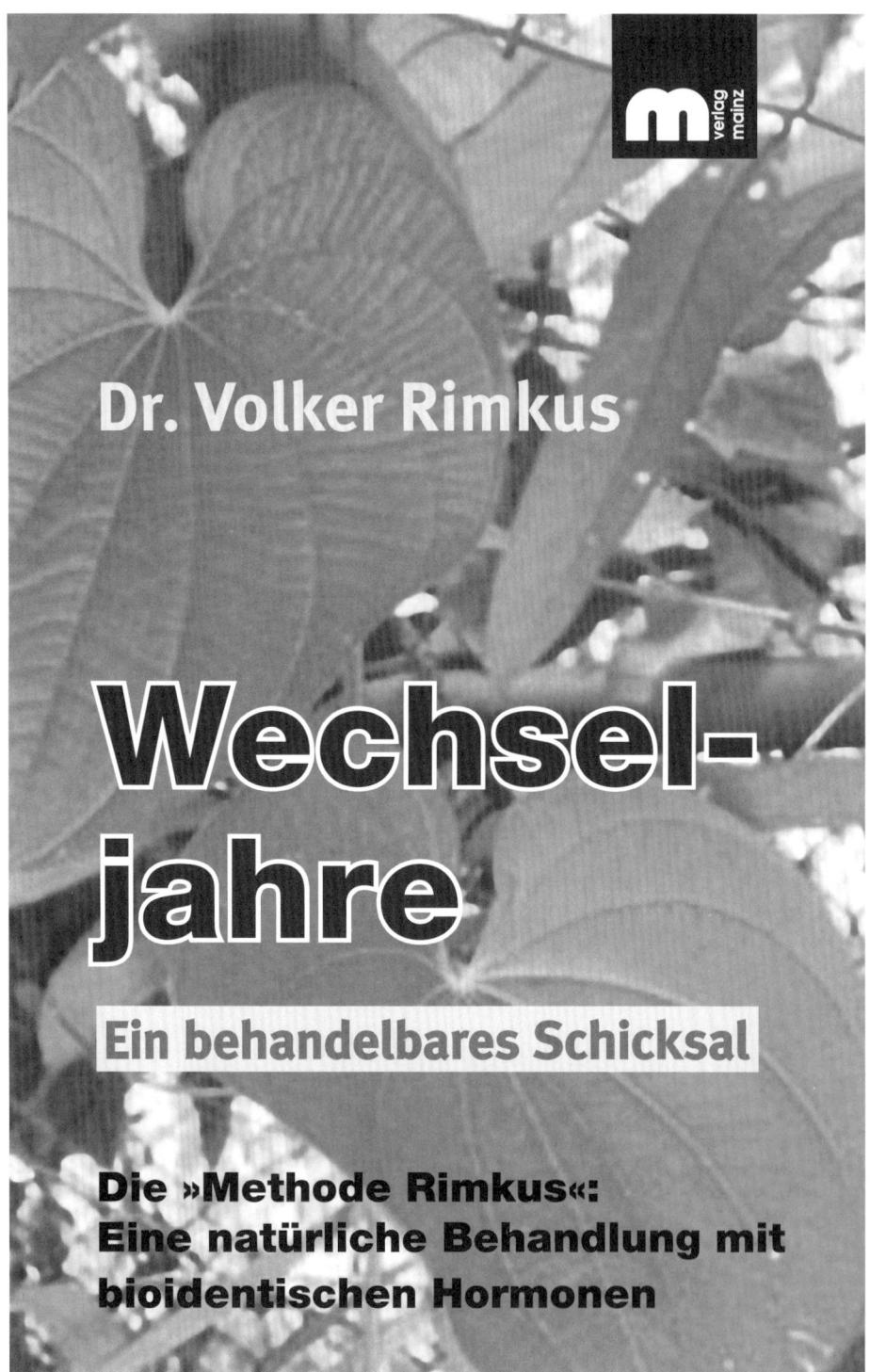

ISBN 10 3-8107-0059-2
ISBN 13 978-3-8107-0059-9

Im Verlag Mainz ist ebenfalls erschienen

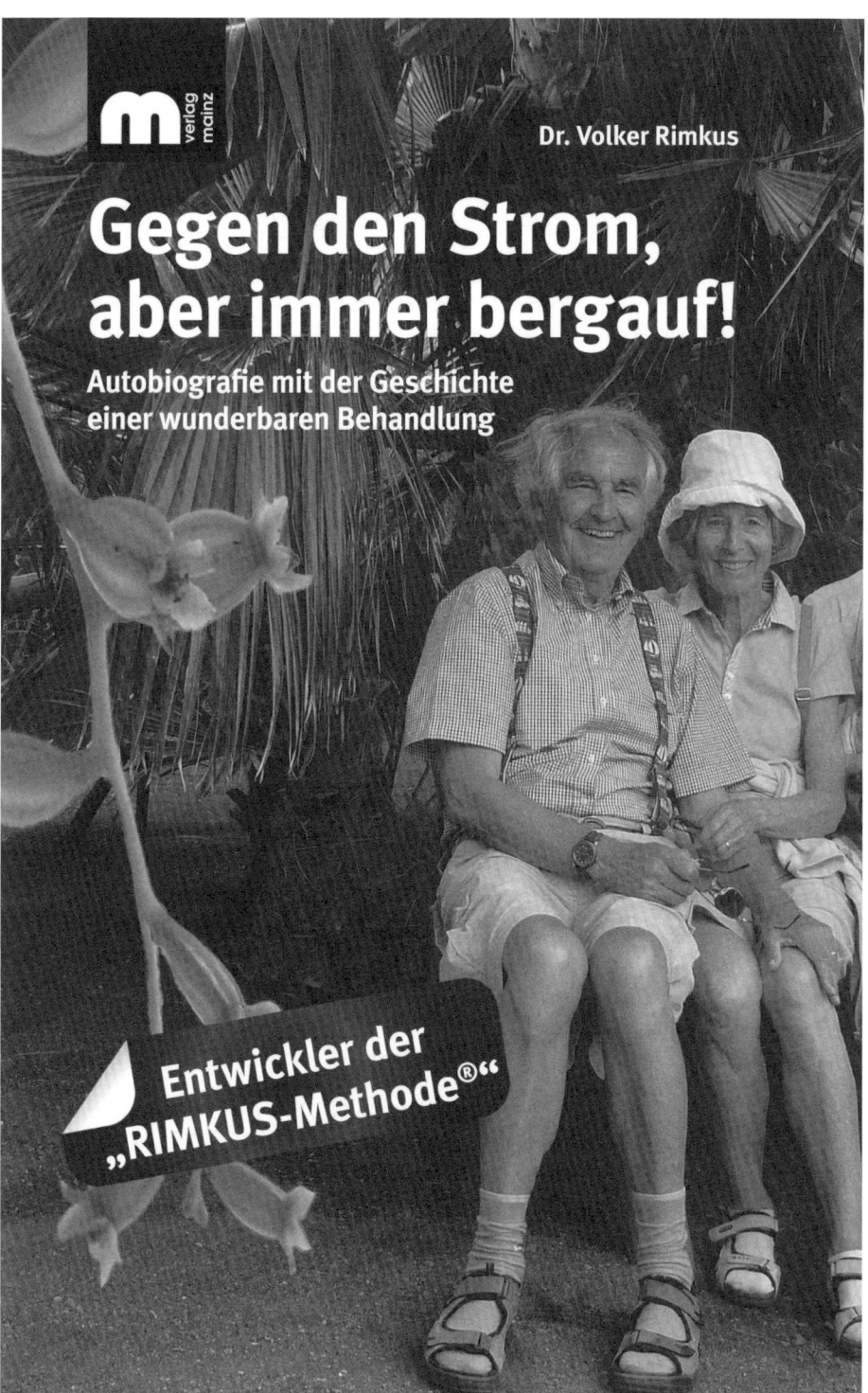

ISBN 10   3-8107-0134-3
ISBN 13   978-3-8107-0134-3